Evaluation Médicale des Soins Hospitaliers

REMERCIEMENTS

Je tiens à remercier avant tout Dominique Jolly qui m'a confié, de 1987 à 1991, le service de l'Evaluation des Soins de la Direction du Plan à l'Assistance publique-Hôpitaux de Paris. Sans lui ce livre n'aurait pas été écrit. Evert Reerink, directeur du CBO (Utrecht) et référence européenne de l'évaluation médicale a bien voulu lire le manuscrit et lui accorder son imprimatur. Qu'il en soit remercié. Je remercie aussi Thierry Lang pour le temps qu'il a bien voulu consacrer à lire une première version du manuscrit et pour les conseils qu'il m'a prodigués, William Dab pour ses éclaircissements sur le sujet complexe des indicateurs de santé, Brendan Devlin et Didier Mellière, chacun pour le chapitre qui le concerne. Michel Amouretti, président de la Société Française d'Evaluation des Soins et des Technologies (SOFESTEC), et Didier Sicard ont bien voulu apporter à cet ouvrage la caution indispensable des cliniciens, ce dernier ayant accepté de préfacer ce livre. Je remercie enfin Guy Collet pour son accueil et le CNEH pour l'aide de son infrastructure.

Je n'ai pas la prétention d'avoir tout lu et ce livre souffre certainement de lacunes importantes. Je prie le lecteur de bien vouloir m'en excuser et ceux dont les travaux m'ont échappé de bien vouloir me pardonner, ce n'est en aucun cas volontaire.

Collection Santé Publique
dirigée par le Professeur Dominique Jolly

Alexandra Giraud

EVALUATION MÉDICALE des SOINS HOSPITALIERS

Préface de Didier Sicard

ECONOMICA
49, rue Héricart, 75015 Paris

AVANT-PROPOS

Les Editions Economica créent une collection concernant la Santé Publique dont elles me confient la direction. Spécialistes des sciences économiques, il était naturel qu'elles s'intéressent à l'économie de la santé. Aujourd'hui elles vont plus loin en s'ouvrant au vaste et passionnant domaine de la santé publique.

Si la médecine continue de se fonder sur la relation individuelle médecin-malade, la santé publique s'intéresse, elle, à toutes les questions concernant la santé des populations.

La santé publique est une spécialité pluridisciplinaire qui fait appel à l'économie, aux biostatistiques, à l'informatique, à l'épidémiologie, à la sociologie et le spécialiste de santé publique intervient dans un nombre important de domaines qui influent sur l'état de santé des populations de groupes géographiques, sociaux ou ethniques.

Elle essaye, par exemple, de comprendre les phénomènes individuels ou collectifs qui favorisent l'éclosion d'une maladie.

On comprendra donc l'immense champ d'intérêt de cette nouvelle collection qui va de l'organisation et du financement des systèmes de santé à l'hygiène hospitalière en passant par la médecine prédictive, la lutte contre les grands fléaux sanitaires et sociaux, la protection de l'environnement et de la nutrition ou les problèmes posés par le vieillissement des populations.

Des chercheurs, des universitaires, des professionnels de soins, des gestionnaires, de plus en plus nombreux, travaillent dans cette discipline.

Cette collection devrait leur permettre de faire connaître l'évolution survenue dans ces domaines, qui passionnent le public, car ils ont trait au plus précieux des biens : la santé.

L'ouvrage qui vous est présenté ici est le premier de cette collection. Il traite d'un problème fondamental : l'évaluation médicale des soins à l'hôpital. Aucun ouvrage n'existe — à ce jour, en français — faisant le point de façon exhaustive sur ce domaine nouveau de l'évaluation de la qualité des soins donnés aux malades.

Comme le résumaient récemment le Professeur Jean-Charles Sournia et le Docteur Alexandra Giraud* : "L'évaluation médicale est l'ensemble des méthodes et des mécanismes visant à s'assurer que les

---

* Dictionnaire français de Santé publique sous la direction de Jean Charles Sournia, Editions de Santé, Paris, 1991.

soins médicaux sont administrés de manière appropriée — pertinente et efficace — conformément à l'état actuel des connaissances médicales — au moindre risque pour le patient, par des personnes compétentes, au moindre coût à efficacité égale et entraînant la satisfaction des patients. L'évaluation médicale se préoccupe avant tout de la qualité médicale des soins. Elle est un corollaire indispensable à tout effort de maîtrise des dépenses de santé."

Cet ouvrage est sérieux, clair et précis, mais il se lit facilement car il s'efforce d'utiliser un langage compréhensible par tous et est remarquablement documenté. Il représente une masse de travail considérable qui met à la portée du médecin hospitalier une synthèse de ce qui a été écrit depuis vingt ans sur ce sujet dans les pays qui ont été les promoteurs du concept et les premiers à appliquer ces méthodes : les pays anglo-saxons.

Son auteur est une spécialiste de l'évaluation médicale. Passionnée par ce problème et par la nécessité de convaincre le corps médical — ses collègues — d'accepter de faire eux-mêmes régulièrement l'évaluation des soins qu'ils prodiguent, elle est devenue l'une des rares spécialistes de santé publique à être, à la fois, une méthodologiste de grande qualité et une praticienne de terrain — en réalisant de nombreuses études dans les hôpitaux — avec les médecins des hôpitaux — en tant que responsable du service de l'évaluation de la qualité des soins de la Direction du Plan de l'Assistance publique — Hôpitaux de Paris entre 1987 et 1991.

L'évaluation des pratiques de soins est devenue une obligation et une mission des hôpitaux publics et privés depuis la loi hospitalière du 31 juillet 1991.

Tous ceux qui, dans les hôpitaux, pensent que c'est non seulement une obligation mais un devoir trouveront dans cet ouvrage un outil méthodologique pour les aider à mettre en place l'évaluation médicale des soins.

Je remercie très vivement le Professeur Didier Sicard, clinicien éminent qui a bien voulu préfacer ce livre.

Dominique JOLLY

Professeur de Santé publique
Faculté de Médecine Broussais-Hôtel-Dieu.
Directeur des Affaires Internationales de l'AP-HP.
Ancien Président Fondateur
de la Société Française d'Evaluation des Soins
et des Technologies (SOFESTEC).

PRÉFACE

Il y a mille raisons pour un praticien de ne pas s'intéresser à l'évaluation médicale et donc de ne pas lire ce livre... Discipline plutôt anglophone, soumission à l'ordre économique, individualisme médical privilégiant un attachement à une relation médecin-malade par des conduites simplement fondées sur l'expérience personnelle, difficulté d'établissement des consensus et des "indicateurs", la remise en cause d'un conformisme médical toujours latent, bref l'inertie, ne sont pas de nature à encourager la pratique de cette évaluation.

L'évaluation médicale a une connotation de santé publique. Les médecins n'aiment pas la santé publique ou plutôt la réduisent à quelques notions d'hygiène, de vaccinations, de circulaires...

Il y a pourtant *une* raison de s'intéresser à l'évaluation médicale, modeste certes mais infaillible, c'est qu'une médecine qui ne vivrait que pour elle-même, ses voluptés, ses illusions de progrès, qui n'intégrerait pas dans son développement son évaluation critique serait comme un pilote d'avion sans son plan de vol et sans tour de contrôle, un chef d'entreprise indifférent aux fluctuations du marché, bref un professionnel qui pourrait être compétent mais dont la compétence même serait impuissante à lui assurer la maîtrise de son activité.

En lisant ce livre d'Alexandra Giraud, j'ai appris à prendre conscience de notre manque abyssal dans le domaine de l'évaluation... Tous les discours sur la recherche clinique, scientifique sont vains si chacun continue à errer sans boussole. Dans dix ans une activité hospitalière qui ne serait pas fondée sur une épidémiologie clinique et une bonne pratique d'évaluation permanente sera "artisanale". Je n'ai rien contre l'artisanat mais ce n'est pas l'ambition la plus noble pour la médecine. Le problème d'une bonne relation clinique médecin-malade ne sera pas simplement celui de la compétence, ce sera d'accepter courageusement le regard de l'autre, des autres. Bien soigner, ce sera utiliser au mieux les techniques médicales, pas simplement les utiliser.

Ce livre est un chemin pour une vraie médecine praticienne hospitalière du futur.

Didier SICARD

Professeur de Médecine interne

Hôpital Cochin, Assistance Publique - Hôpitaux de Paris

SOMMAIRE

INTRODUCTION

La loi hospitalière du 31 Juillet 1991, au titre des "missions et obligations des établissements de santé", stipule que

> "Les établissements de santé, publics ou privés, développent une politique d'évaluation des pratiques professionnelles, des modalités d'organisation des soins et de toute action concourant à la prise en charge globale du malade afin notamment d'en garantir la qualité et l'efficience."

Voici donc l'obligation d'évaluer les soins entrée dans le code de la Santé Publique et acquérant de ce fait force de loi.

Ce livre est consacré à l'évaluation de la qualité des soins hospitaliers sur le plan clinique. Il se préoccuppe avant tout de pratique clinique. Il ne s'agira pas ici d'évaluation économique, ni d'évaluation d'actions de santé publique, de planification ou de l'efficacité du système de soins.

L'ouvrage a pour simple ambition de présenter aux médecins hospitaliers les approches et les expériences d'évaluation des soins qui ont été réalisées jusqu'ici, le plus souvent dans les pays anglo-saxons et plus récemment en France. Il existe en effet tout un corpus de concepts, de méthodes et d'expériences d'évaluation des soins, notamment à l'hôpital, mais cette littérature reste à ce jour dispersée dans une multitude d'articles étendus sur de nombreuses années et presqu'exclusivement en langue anglaise. Elle reste de ce fait largement inconnue de la grande majorité des praticiens français. On a tenté ici d'en rassembler la plus grande partie.

Depuis la fin des années 70, et à l'initiative de précurseurs éclairés comme François Grémy, Emile Papiernik, Claude Béraud, Marcel Legrain, Joël Ménard, Dominique Jolly, Jean-François Lacronique, Didier Mellière et d'autres, les concepts et les méthodes de l'évaluation des soins se sont diffusés en France. Progressivement, à partir du milieu des années 80, le cadre nécessaire à son implantation se mettait en place. Il y a eu la création, à l'initiative de Dominique Jolly, de la Société Française d'Evaluation des Soins et des Technologies (SOFESTEC) aujourd'hui présidée par Michel Amouretti et en plein développement, l'installation en 1987 du

Comité National de l'Evaluation Médicale et la création, deux ans plus tard, de l'Agence Nationale pour le Développement de l'Evaluation Médicale (ANDEM) recommandée par le rapport de Jean François Armogathe [1], lequel, après Emile Papiernik [2], diffusait les concepts et les méthodes mais aussi les modalités institutionnelles de l'évaluation des soins aux Etats-Unis et dans les pays d'Europe où elle s'implante. Ainsi, l'évaluation médicale, qui avait pû passer pour une mode dans les années 70, est désormais devenue un mouvement irréversible.

Les problèmes ne sont pas résolus pour autant. Car, même si ce sont d'éminents cliniciens, encouragés par leurs collègues de santé publique, qui les premiers ont proclamé la nécessité de l'évaluation médicale (nous en avons cité quelques uns) ils demeurent encore trop isolés au sein de leur profession, et c'est essentiellement des autorités de tutelle que proviennent aujourd'hui les encouragements à "évaluer". Ceci est le cas dans tous les pays où l'évaluation se développe : le mouvement ne vient pas des médecins comme une exigence interne à la profession, mais des gouvernements et des administrations. Se pose dès lors la question de savoir ce qu'on veut évaluer, qui le veut, et pourquoi.

La multiplicité des acteurs concernés par l'évaluation (Ministère de la Santé, Assurance maladie, administrations hospitalières, médecins hospitaliers et libéraux, personnel soignant et aussi malades), implique autant d'objectifs spécifiques qui ne sont pas toujours convergents [3,4]. En outre, l'imprécision du terme, souvent employé dans l'abstrait et sans complément : "l'évaluation"..., contribue à entretenir l'ambiguité de sa signification et de ses objectifs : l'évaluation de quoi, pour quoi, et par qui ?

Evaluer est un verbe transitif. On évalue toujours quelque chose, et suivant ce qu'on évalue, l'activité désignée et les objectifs en cause ne sont pas nécessairement les mêmes. Le Petit Larousse définit l'évaluation comme étant *"l'estimation de la valeur, du nombre, de l'importance ou de la grandeur des choses"*. Cette définition traduit bien l'ambiguité évoquée : ce n'est pas pareil en effet d'évaluer le *nombre* des choses, ou au contraire leur *valeur*. Prenons quelques exemples dans le domaine qui nous intéresse (Fig. 1) :

— évaluer l'activité d'un service hospitalier dans le sens de la décrire, et évaluer la qualité médicale de cette même activité n'est pas la même chose ;

— évaluer le montant des dépenses de santé ou le coût d'une activité médicale et évaluer le bien fondé de leur utilisation par rapport aux besoins médicaux n'est pas la même chose non plus ;

Figure 1

LES DIFFERENTS TYPES D'EVALUATION EN MEDECINE

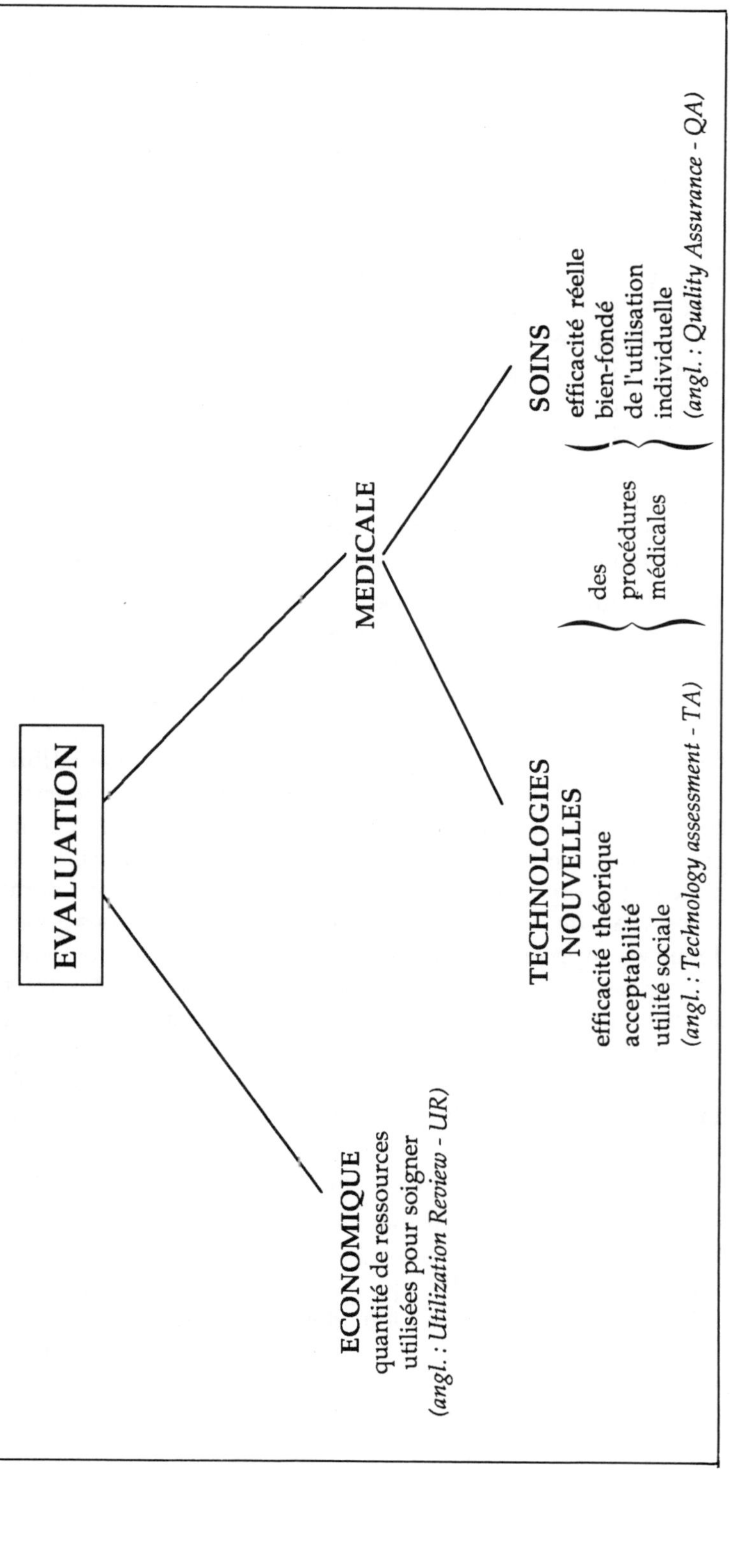

— évaluer un "entrant" dans le sens de faire son bilan, et évaluer la qualité de son hospitalisation à sa sortie sont deux choses différentes ; l'évaluation de sa satisfaction par rapport aux soins reçus en est encore une troisième.

D'un côté nous avons une évaluation qui décrit et qui mesure ; de l'autre, nous portons un jugement de valeur (ou de conformité) par rapport à une qualité de référence que nous supposons connue. C'est d'évaluation médicale qu'il sera question dans ce livre, c'est-à-dire d'évaluation de la qualité des soins. Dans une ambiance où le discours économique est prédominant, se préoccuper parallèlement de la qualité de la médecine est, pour citer Claude Béraud, "une impérieuse nécessité" [5]. C'est une nécessité morale, parceque la médecine, en devenant efficace, est aussi devenue dangereuse ; c'est une nécessité professionnelle, parceque la complexité de la médecine est devenue telle qu'il n'est plus possible de l'exercer aujourd'hui sur le modèle exclusif du colloque singulier, mais qu'il faut tenter de donner à la pratique médicale, autant que faire se peut, les caractéristiques d'une science. L'évaluation médicale est un des moyens d'y arriver [6].

Du fait de leurs responsabilités, les administrations et les gestionnaires sont naturellement intéressés par l'évaluation quantitative des soins médicaux : quantité d'activité, coût des soins, ressources nécessaires et consommées. Ils encouragent l'évaluation des soins dans l'espoir qu'en rationalisant les pratiques, elle dégagera des économies. Mais évaluation économique et évaluation médicale reposent sur deux logiques différentes. Certes, il existe entre elles des zones de recouvrement : la prescription abusive d'examens diagnostiques comme de médicaments, les hospitalisations inappropriées, etc. sont à l'origine, non seulement de frais considérables et inutiles, mais de possibles effets secondaires eux-mêmes générateurs de dépenses supplémentaires. Mais il est vrai aussi que des soins de qualité nécessitent des investissements importants et des frais de fonctionnement non négligeables (p. 117) : une diminution inconsidérée des durées de séjour peut nuire à l'état de santé de certains patients, et si l'on veut améliorer la qualité des soins aux urgences des hôpitaux ou dans les services de long séjour il faut y consacrer davantage de moyens, ainsi de suite. Les exemples de ce type abondent, et les équipes soignantes les connaissent bien, qui les vivent au quotidien.

Toutefois, il devient indispensable que, face à la collectivité qui les finance, les médecins sachent exposer les raisons et les résultats de leurs actions, c'est-à-dire qu'ils sachent répondre aux responsables politiques lorsque ceux-ci leur demandent si les bénéfices apportés par les soins à la santé de la population croissent proportionnellement à l'augmentation de leur coût. Or ce n'est pas encore le cas aujourd'hui. John Wennberg, pionnier de la recherche sur les variations des pratiques médicales, trop peu connu en France et que nous citerons longuement, écrit que

> "les médecins découvrent qu'ils ne peuvent pas justifier leurs décisions thérapeutiques sur la base d'une évaluation scientifique de leurs résultats. Les malades s'interrogent de plus en plus sur l'efficacité et l'innocuité des traitements qu'ils reçoivent. Les décideurs constatent qu'ils ne peuvent pas justifier des dépenses médicales en termes de coût-efficacité" [7].[1]

L'évaluation médicale est un des instruments qui doivent permettre, en structurant mieux la pratique clinique, de mieux connaître les raisons et les résultats des activités médicales quotidiennes. Même s'il n'existait aujourd'hui aucun problème financier en matière de santé, l'exigence d'évaluation, interne à la nature même de l'exercice d'une médecine moderne, serait tout aussi urgente. Mais il faut pour cela que les médecins s'appropprient l'évaluation médicale et cessent de la subir comme une contrainte externe.

*

* *

Cet ouvrage est divisé en trois parties. La première décrit les variations de la pratique médicale, les questions qu'elles ont soulevées quant aux conditions actuelles de cette pratique et les tentatives de solutions apportées à ces difficultés : analyse de la décision médicale, épidémiologie clinique, évaluation médicale. La deuxième partie définit l'évaluation des soins, en décrit les principales approches, et en développe les étapes : identification des problèmes, choix du thème à évaluer, élaboration de recommandations de pratique clinique, description de la pratique réelle, évaluation des résultats des soins. La troisième partie présente des exemples d'applications pratiques d'évaluation : bien fondé de l'hospitalisation, prescription des examens complémentaires, exemples de méthodes globales comme la méthode des traceurs, le *Health Accounting System* et l'auto-évaluation collective. Chaque chapitre est suivi d'une bibliographie. Des annexes et un lexique des principaux sigles employés viennent compléter l'ouvrage. On trouvera en fin de volume une liste de lectures recommandées et d'adresses utiles.

---

1. Toutes les traductions sont dues à l'auteur.

RÉFÉRENCES

[1] Armogathe J.F., *Pour le développement de l'évaluation médicale,* Rapport au Ministre de la Solidarité, de la Santé et de la Protection Sociale, La Documentation Française, Paris, 1989.

[2] Papiernik E., *Propositions pour le développement de l'évaluation des techniques et des pratiques médicales,* Rapport au Secrétaire d'Etat à la Santé, 1985.

[3] Giraud A., "Medical audit in France: a historical perspective", BMJ, 1992;**304**:426-8.

[4] Amouretti M., Béraud C., Saint-Martin E., "Medical audit in France: from ideal to reality", BMJ 1992;**304**:428-30.

[5] Béraud C., Amouretti M., "Evaluer les activités hospitalières: une impérieuse nécessité", *Journal d'Economie Médicale,* 1989;**7**:147-60.

[6] Russel I.T., Wilson B.J., "Audit: the third clinical science?", *Quality in Health Care,* 1992, 1:51-55.

[7] Wennberg J. E., "Better policy to promote the evaluative clinical sciences", *Quality Assurance in Health Care,* 1990,**2**: 21-29.

PREMIERE PARTIE

La pratique médicale aujourd'hui

Chapitre I

Les variations de la pratique.

> *"Dans une ville du Maine, l'hystérectomie a été pratiquée si fréquemment au cours des dix dernières années qu'à ce taux-là, 70% des femmes auraient été hystérectomisées à l'âge de 75 ans. Dans une ville voisine, distante de moins de cinquante kilomètres, ce même taux est tellement plus faible que s'il était maintenu, seules 25% des femmes auraient perdu leur utérus au même âge"* [1].

C'est par ces mots que Wennberg et Gittelsohn commencent leur article classique sur la variation des pratiques chirurgicales.

Wennberg et Gittelsohn ont étudié la pratique médicale au sein de petites populations (*small area analysis*) [1,2]. Ils ont divisé cinq Etats de la Nouvelle Angleterre en 193 zones géographiques de 10 000 à 200 000 habitants. Ils ont ensuite étudié l'incidence de trois interventions chirurgicales communes : hystérectomie, prostatectomie et amygdalectomie dans chacune de ces zones. Ils ont ainsi constaté que le taux des interventions entre zones variait en moyenne du simple au double avec les extrêmes suivants : le taux maximal d'hystérectomies était quatre fois supérieur au taux minimal enregistré, de même pour la prostatectomie. Le taux des amygdalectomies variait, lui, de 1 à 6. Mais cette variabilité ne se retrouvait pas pour toutes les interventions : la cholécystectomie et l'appendicectomie ne variaient que de 1 à 3, et la cure chirurgicale de hernie moins encore au point que la quasi totalité de sa variation pouvait être attribuée au hasard.

Si l'on exprime ces variations du point de vue du patient comme nous l'avons fait ci-dessus, cela veut dire que, suivant leur lieu de résidence, 60 % d'enfants peuvent avoir leurs amygdales retirées avant l'âge de vingt ans ou 8 % seulement ; 59 % des hommes peuvent perdre leur prostate avant l'âge de 80 ans contre 35 % seulement dans la région voisine, etc. Or Wennberg rappelle qu'outre le coût financier attaché à ces interventions, elles comportent également un certain risque : sachant que 1,3 % des patients ayant subi une prostatectomie meurent pendant leur séjour hospitalier, il y aurait eu 1900 morts suite à une prostatectomie dans les zones à basse incidence de l'intervention, contre 6800 dans la zone à incidence élevée [1]. Les variations des pratiques ne sont donc pas sans conséquences, parfois sévères, pour les patients.

1. LES VARIATIONS DES TAUX D'HOSPITALISATION

A la suite des travaux de Wennberg, un important courant de recherches consacré aux variations de la pratique médicale s'est développé aux Etats-Unis. Ces travaux ont surtout porté sur les interventions chirurgicales et les taux d'hospitalisation. Parallèlement, la question était posée de savoir si la pertinence des procédures variait avec leur incidence.

Un protocole d'évaluation du bien fondé des journées d'hospitalisation a été mis au point en 1981 par deux chercheurs de l'Université de Boston, Gertman et Restuccia : l'*Appropriateness Evaluation Protocol* (*AEP*) sur lequel nous reviendrons plus longuement [3] (p. 153). Il base son jugement sur une liste de critères justifiant l'hospitalisation. A l'occasion de son expérimentation, les auteurs avaient trouvé 10 % d'admissions et 30 % de journées d'hospitalisation médicalement injustifiées d'après leurs critères. Nous présentons ci-dessous quelques uns des travaux les plus récents qui ont été effectués à l'aide de l'AEP.

En 1989, Perrin et coll. ont étudié l'incidence des hospitalisations pédiatriques dans trois villes de Nouvelle Angleterre dites A, B, et C [4]. En assignant la valeur 1 au risque d'être hospitalisé dans la ville A, ils trouvent un risque de 2,65 pour la ville B et de 1,80 pour la ville C. La valeur du risque varie en fonction des pathologies en cause. Il est plus grand pour les pathologies médicales que pour les pathologies chirurgicales. Si le risque d'être hospitalisé pour une crise d'asthme est de 1 dans la ville A, il est de 3,8 à B et de 2,3 à C. Pour une intoxication alimentaire, s'il est de 1 à A, il est de 6,1 à B et de 2,9 à C. Par contre, le risque d'être hospitalisé pour des pathologies chirurgicales comme une fracture du fémur ou une appendicite est relativement constant dans les trois villes. Il en est de même pour une maladie indiscutablement grave comme une méningite.

En 1986, Siu et coll. avaient posé la question de savoir si les variations des taux d'hospitaliation étaient dues à des variations dans leur justification médicale [5]. Après avoir évalué le bien-fondé des hospitalisations à partir de 1132 dossiers médicaux et chirurgicaux, ils concluent que, en fonction des critères de l'AEP, 60 % des hospitalisations étaient médicalement justifiées, 23 % injustifiées et que 17 % auraient pû être évitées par le recours à la chirurgie de jour. Au total, 40 % des hospitalisations auraient pû être évitées selon les critères du protocole. Ces résultats sont ajustés par âge, sexe, race, état de santé, revenus, et niveau d'éducation de la population de référence.

Kemper a effectué le même travail sur des hospitalisations pédiatriques en 1988 [6]. Après avoir adapté l'AEP à la pédiatrie, elle a recherché la proportion de journées médicalement injustifiées et les facteurs qui leur sont associés sur un échantillon de 1098 journées d'hospitalisation pour 672 patients. Sur un total de 21,4 % de journées d'hospitalisation injustifiées, elle a trouvé des différences en fonction des spécialités, avec des proportions de journées injustifiées plus élevées en neurologie et en orthopédie, importantes pour les hospitalisations d'un jour (61 %), et contrairement à une idée reçue, plus les séjours étaient longs, plus les journées étudiées étaient bien-fondées, à l'exception du dernier jour d'hospitalisation, au cours duquel elle a constaté 25 % de journées injustifiées généralement dues à des retards circonstanciels (attente d'un mode de transport par exemple).

En France, les travaux de ce type sont rares. A. Davido, T. Lang et coll. ont utilisé l'AEP pour évaluer le bien fondé des admissions aux urgences de l'hôpital de la Pitié-Salpêtrière à l'Assistance Publique-Hôpitaux de Paris. Ils ont trouvé 20 à 26 % d'admissions médicalement inappropriées , chiffres comparables à ceux des travaux américains [7].

2. LES VARIATIONS DE L'UTILISATION DES PROCÉDURES

Depuis 1986, l'équipe de Robert Brook avec la RAND Corporation et UCLA* a étudié la pertinence de l'indication de trois interventions fréquentes : l'angiographie coronaire, l'endartériectomie carotidienne et l'endoscopie digestive haute, l'hypothèse de travail étant que les variations de l'utilisation des procédures sont corrélées aux variations de la pertinence des indications [8]. A partir d'un échantillon de 500 dossiers par intervention, Brook et ses collaborateurs ont comparé les indications observées dans la pratique à une

* UCLA : University of California in Los Angeles.

liste d'indications préalablement établies par un panel d'experts (nous reviendrons sur la méthodologie : v. p. 92). Les indications observées dans les dossiers sont évaluées en fonction d'une échelle de 9 points allant de 9 (très pertinent) à 1 (totalement injustifié), en passant par 5 (douteux). La prescription d'angiographies coronaires a été jugée appropriée dans 74 % des cas ; celle de l'endartériectomie carotidienne dans 35 % des cas et celle de l'endoscopie digestive haute dans 72 % des cas. L'indication était douteuse dans respectivement 9, 32 et 11 % des cas ; enfin, elle était injustifiée dans 17 % des cas d'angiographie carotidienne, 32 % des cas d'endartériectomie carotidienne et 17 % des cas d'endoscopies digestives hautes, toutes différences statistiquement significatives (v. Tableau 1).

Tableau 1

Variations de l'utilisation des procédures (%)

Procédure	*appropriée*	*douteuse*	*injustifiée*
Angio. coronaire	74	9	17
Endartériectomie carot.	35	32	32
Endosc. digest. haute	72	11	17

Mais l'hypothèse des auteurs ne se vérifie pas : ce n'est pas là où on prescrit le plus d'endartériectomies carotidiennes qu'elles sont le plus souvent médicalement injustifiées : les variations de la pertinence des indications ne sont pas liées aux variations quantitatives de l'utilisation des procédures en question.

En France, Raymond et coll. ont évalué la pratique de la coloscopie dans la région Aquitaine [9]. Ils ont trouvé d'importantes hétérogénéités dans les modalités de préparation du malade. Ces hétérogénéités influencent la qualité de l'examen. Ainsi 51 % des examens seulement étaient de qualité technique parfaite. La même équipe, ayant évalué les procédures de décontamination utilisées dans les centres d'endoscopie digestive de Gironde, avaient trouvé que celles-ci n'étaient pratiquées selon les critères de référence que dans six centres sur les 23 ayant participé à l'audit [10].

3. LA VARIABILITÉ DU JUGEMENT MÉDICAL

> M.Tomès: *Si vous ne faites saigner tout-à-l'heure votre fille, c'est une personne morte*
>
> M. des Fonandrès: *Si vous la faites saigner, elle ne sera pas en vie dans un quart d'heure.*
>
> Sganarelle: *A qui croire des deux?...*
>
> Molière. *L'Amour médecin* , Acte II, scènes IV-V.

Les variations constatées dans la pratique médicale trouvent aussi leur origine dans la variabilité du jugement médical lui-même. Cette variabilité, ou non-reproductibilité, s'observe aussi bien entre médecins que chez le même observateur lors d'observations différentes effectuées sur un même sujet. Eddy en cite de nombreux exemples : 10 à 50 % de divergences inter ou intra-individuelles sur une même observation ; 60 % de réponses non concordantes de la part de cardiologues dans l'interprétation d'une même coronarographie de bonne qualité technique; 8 à 37 % d'interprétations modifiées par le même observateur au cours de deux examens successifs de la même angiographie ; 27 réponses différentes dans un collège de spécialistes sur le pronostic d'une des pathologies les plus fréquentes de leur spécialité ; l'opinion d'experts varie de 5 à 95 % quant aux résultats du dépistage du cancer colique en termes de mortalité spécifique, etc. [11].

Bien documentée dans la littérature, cette variabilité touche toutes les étapes de l'observation médicale : histoire de la maladie, examen clinique, choix et interprétation des examens complémentaires, diagnostic et recommandations thérapeutiques, sans mentionner les divergences d'appréciation de la qualité des soins.

Or la variabilité des observations jette un doute sur la validité de l'information ainsi produite, car il est évident que lorsque deux ou plusieurs observations effectuées sur un même sujet divergent, il y en a nécessairement qui sont moins exactes que d'autres. Comme ces observations entraînent des décisions concrètes concernant les patients, elles peuvent être lourdes de conséquences. Sackett et coll. citent le cas d'un goupe d'enfants ayant été diagnostiqués comme porteurs d'une cardiopathie congénitale ou acquise, et dont les activités physiques et sociales avaient été restreintes en conséquence. Or il s'avéra plus tard que 81 % d'entre eux avaient des coeurs normaux. Les exemples de ce type sont nombreux [12].

Les patients commencent également à s'apercevoir de la variabilité des jugements médicaux : consultant de plus en plus souvent plus d'un médecin pour le même symptôme, ils ne peuvent que constater que les différents avis sollicités ne sont pas toujours concordants.

RÉFÉRENCES

[1] Wennberg J., Gittelsohn A., "Variations in medical care among small areas", *Scientific American,* 1982, **246**:120-134.

[2] Wennberg J., "Population illness rates do not explain population hospitalization rates", *Medical Care,* 1987, **25**:354-9.

[3] Gertman PM., Restuccia J.D., "The Appropriateness Evaluation Protocol: a technique for assessing unnecessary days of hospital care", *Medical Care,* 1981, **XIX**:855-71.

[4] Perrin J.M., Homer C.J., Berwick D.M. et coll., "Variations in rates of hospitalization of children in three urban communities", *NEJM* 1989, **320**:1183-7.

[5] Siu A.L., Sonnenberg F.A., Manning W.G., et coll., "Inappropriate use of hospitals in a randomized trial of health insurance plans", *NEJM* 1986, **315**:1259-66.

[6] Kemper KJ., "Medically inappropriate hospital use in a pediatric population", *NEJM* 1988, **318**:1033-7.

[7] Lang T., Davido A., Nicoulet I. et coll., "Evaluations de la pertinence des admissions aux urgences médicales", *Gestions Hospitalières,* 1991;**308**:552-5.

[8] Chassin M.R., Kosecoff J., Park R.E. et coll., "Does inappropriate use explain geographic variations in the use of health care services? A study of three procedures", *JAMA* 1987, **258**: 2533-7.

[9] Raymond J.M., Tissot B., Dartigues J.F., et coll., "Evaluation de la pratique de la coloscopie dans la région Aquitaine", in *L'évaluation en matière de santé: des concepts à la pratique,* Lebrun T., Sailly J.C., Amouretti M. Eds.

[10] Raymond J.M., Labadie J.C., Fayon E., et coll., "Evaluation des procédures de décontamination utilisés dans les centres d'endoscopie digestive de Gironde". *Gastroentérol, Clin. Biol.* 1990 ; **14**: 134-139.

[11] Eddy D., "Le défi", *JAMA* (Edition française), 1990, **15**:425-33.

[12] Sackett D.L., Haynes R.B., Tugwell P., *Clinical epidemiology: a basic science for clinical medicine,* Little, Brown and Company, Boston, Toronto, 1985, p.21.

Chapitre II

Facteurs des variations de la pratique

"Il apparaît de plus en plus que les bases scientifiques de la décision médicale sont beaucoup moins développées qu'on a pû le croire, et cette prise de conscience entraîne une crise intellectuelle de la médecine qui affecte aussi bien les médecins que les malades et les décideurs politiques".

J.Wennberg [1]

Pourquoi un médecin décide-t-il d'hospitaliser un patient ? D'après Wise et Eisenberg, cette décision repose sur le sentiment personnel que le médecin retire de la gravité de la maladie en cause, de son pronostic évolutif, des ressources sociales du patient et de la disponibilité des équipements extra-hospitaliers [2].

Cette définition, en retraçant les différents éléments qui interviennent généralement dans la décision d'hospitaliser, énumère les principaux facteurs objectifs des variations de la pratique médicale à savoir :

— les facteurs propres au médecin lui-même ;
— les facteurs liés à l'offre de soins ;
— les facteurs propres aux patients.

Nous en ajouterons un quatrième, relatif aux conditions de la prise de décision en médecine aujourd'hui.

1. LES FACTEURS PROPRES AU MÉDECIN LUI-MÊME

Eisenberg a décrit les caractéristiques individuelles des médecins qui influent sur leur mode d'exercice [3]. D'après ses travaux, l'âge du prescripteur explique 5 % des variations de la prescription d'examens de laboratoire et 3 % de la prescription de radiographies. Le type de formation, le degré de compétence et d'expérience jouent aussi un rôle ainsi, bien sûr, que la spécialisation : c'est là où il y a le plus de chirurgiens qu'on opère le plus, là où il y a le plus d'internistes qu'on prescrit le plus d'examens diagnostiques, etc.

Le rôle des leaders d'opinion médicaux est également important dans la formation des pratiques spécifiques. Les médecins ont en effet tendance à exercer comme leurs collègues les plus éminents et qu'ils respectent le plus [4]. Les laboratoires pharmaceutiques le savent bien qui tentent de s'appuyer sur ces derniers pour leurs stratégies commerciales.

Les préoccupations financières ne sont évidemment pas absentes des modes d'exercice des médecins. Il se vérifie constamment que face à une limitation de leurs honoraires les médecins augmentent le nombre de leurs actes. De la même façon, la modulation de la tarification peut avoir un impact sur l'éventail des actes pratiqués, indépendamment de leur effet sur l'état de santé des patients.

2. LES FACTEURS RELATIFS A L'OFFRE DE SOINS

Les lits d'hôpital

Il est certain qu'on ne peut guère hospitaliser de patient là où il n'y a pas d'hôpital, ni l'opérer là où il n'y a pas de chirurgien. Wennberg et Gittelsohn ont souligné la disparité de la densité des équipements hospitaliers dans les différentes régions qu'ils ont étudiées. Dans les régions les plus peuplées du Vermont, le taux le plus élevé de lits par habitant est de 6,8 pour mille et le plus bas, à densité de population comparable, de 3,7 pour mille. Dans le Connecticut, le taux le plus élevé est supérieur à 4 lits pour mille et le plus bas inférieur à 2. Ces taux sont, comme on le voit, extrêmement variables entre régions voisines à population comparable et ne peuvent par conséquent pas être considérés comme dépendant de l'état de santé des habitants. A la question de savoir si c'est dans les régions où il y a le plus de malades qu'on construit le plus d'hôpitaux, Wennberg répond donc que non, et que si les populations de certaines régions bénéficient de davantage de services médicaux que d'autres, c'est davantage en fonction de l'offre de soins que des besoins médicaux, notion d'ailleurs difficile à définir comme à mesurer ([1,2], p. 8).

Les équipements extra-hospitaliers

Comme nous l'avons vu ci-dessus (pp. 4-5), la plus grande part des hospitalisations médicalement injustifiées provient d'une sous-utilisation des équipements extra-hospitaliers et de la médecine ambulatoire. Il s'agit essentiellement d'hospitalisations à visée diagnostique pour lesquelles les examens pratiqués auraient pû l'être en externe ([3, 4, 5], p. 8) : 17 % des hospitalisations injustifiées constatées par Siu auraient pû être évitées en ayant recours à la chirurgie de jour. Ceci est particulièrement vrai des systèmes de soin peu intégrés où les médecins de ville ont peu de contacts avec les médecins hospitaliers. Dans le travail de Perrin et coll. la ville où l'on recense constamment le taux d'hospitalisation le plus faible, la ville A, bénéficie d'un réseau organisé de pédiatres de ville dont l'efficacité est renommée ([4], p. 8).

3. FACTEURS PROPRES AUX PATIENTS

La demande de soins des patients est influencée par un certain nombre de facteurs qui leur sont propres.

Facteurs socio-démographiques.

Perrin et coll. rappellent que les enfants de milieux sociaux défavorisés sont hospitalisés plus souvent et plus longtemps que leurs homologues plus favorisés ([4], p. 8). Kemper, étudiant le bien fondé des journées d'hospitalisation d'enfants séropositifs constate que 54 % des séjours médicalement injustifiés sont dûs à des conditions familiales difficiles et 94 % à l'attente d'un placement [5]. Blumberg a démontré que le nombre de journées d'arrêt de travail et d'hospitalisation, même ajusté en fonction de l'âge, variait considérablement avec le statut socio-économique des populations concernées, évalué par leur lieu de résidence. Plus élevé dans le centre défavorisé des grandes villes , il est, aux Etats-Unis, constamment inférieur dans les banlieues résidentielles [6].

En France, les déterminants de la consommation médicale sont étudiées par le CREDES[1]. Celui-ci souligne l'influence sur la consommation des facteurs démographiques : âge et sexe des patients, des variables socio-économiques comme la catégorie socio-professionnelle du chef de famille, des variables démographiques et des facteurs de l'offre : catégorie de commune, distance au producteur de soins, comme de la morbidité elle-même [7].

En outre, les caractéristiques socio-démographiques, le statut social, les revenus, l'origine géographique des patients déterminent de la part des médecins des comportements différents car ils sont à l'origine de demandes différentes et parfois de profils pathologiques différents. Les médecins sont également sensibles aux contraintes très variables auxquelles sont soumis leurs patients, suivant leur contexte professionnel, économique, social et familial [3].

Facteurs cliniques

Les considérations portant sur l'état clinique des malades restent toutefois, naturellement, les plus importantes dans les éléments qui conditionnent la décision médicale. Ce sont elles qui déterminent la plus grande part de l'utilisation des services de soin mais nous avons vu que des situations cliniques identiques déterminent des comportements différents de la part de médecins différents ou même identiques, et c'est précisément cette part de variations inexpliquées et de non reproductibilité du comportement médical qui nous amène à aborder les conditions de la pratique médicale aujourd'hui.

4. FACTEURS PROPRES A LA PRATIQUE MÉDICALE

Les facteurs objectifs énumérés jusqu'ici n'expliquent pas la totalité des variations constatées dans la pratique médicale. Nous venons de voir que la quantité et le type de soins médicaux prescrits ne sont entièrement corrélés ni à la structure démographique des populations étudiées, ni à leur morbidité. A l'intérieur même d'une zone géographique donnée, et toutes choses égales par ailleurs, la quantité et le type de soins prescrits varient d'un médecin à un autre sans que ces variations puissent être totalement expliquées ni par la gravité ni par l'incidence des maladies considérées ni encore par des différences dans la formation des médecins. Tedeschi et coll. affirment que les petites populations (*small areas*) sont elles-mêmes hétérogènes

---

1. Centre de Recherches et d'Etudes Economiques et de Santé, 1, rue Paul Cézanne, 75008 Paris.

quant'à la pratique médicale, et que cette hétérogénéité se rapporte au style d'exercice individuel de la communauté médicale de base : l'hôpital local [8].

Pourquoi ? Comment une science comme la médecine, dont les fondements scientifiques sont sensés avoir considérablement progressé et qui se technicise de plus en plus, peut-elle encore présenter un tel degré de variabilité ?

L'incertitude

La majorité des auteurs s'accordent à dire que, jointe à la variabilité du jugement médical, la non reproductibilité du comportement médical est due au degré élevé d'*incertitude* qui caractérise la situation de la décision médicale aujourd'hui. En effet les variations les plus importantes touchent les pathologies qui laissent au médecin la plus grande part d'appréciation personnelle. Par exemple, s'il n'y a pratiquement pas de variations dans les taux d'hospitalisation des fractures du fémur, la variation augmente successivement pour les fractures de cheville, puis pour celles de l'avant-bras et enfin pour les traumatismes du genou ([1, 2], p. 8). Nous avons déjà mentionné le cas de l'hystérectomie et de l'amygdalectomie dans des régions voisines aux populations comparables; la même constatation s'applique à des conditions pathologiques comme les manifestations de l'athérosclérose, les douleurs thoraciques, les arythmies. On a constaté que dans les localités qui bénéficient du plus de lits, on hospitalise davantage les syndrômes médicaux dont les taux d'hospitalisation sont peu corrélés au degré de gravité.

Wennberg affirme que la raison fondamentale des variations de la pratique médicale réside dans l'*absence de consensus professionnel* sur la meilleure conduite à tenir dans une proportion importante de situations pathologiques communes, parceque les bases scientifiques sur lesquelles repose la plus grande part de l'exercice quotidien de la médecine sont insuffisantes [9]. Les pratiques médicales communes sont sous-évaluées. On ne connaît pas suffisamment l'utilité clinique des différentes alternatives qui s'offrent aux situations pathologiques de la pratique quotidienne, laissant ainsi aux cliniciens une trop grande marge d'interprétation personnelle ([1,2,4], p. 8 , 3).

Wennberg constate que la valeur thérapeutique de nombreuses stratégies médicales quotidiennement appliquées en pratique courante n'ont pas été scientifiquement évaluées, par opposition aux molécules pharmaceutiques, dont l'évaluation préalable à toute utilisation humaine est rigoureusement codifiée par la loi. Il parle à cet égard d'une "vérité médicale à double standard" : une pour les médicaments, scientifique, une autre pour les pratiques, encore trop empirique, laissant persister le doute et la contradiction. En conséquence, écrit-il :

"Les médecins découvrent qu'ils ne peuvent pas justifier leurs décisions thérapeutiques sur la base d'une évaluation à caractère scientifique de leurs résultats. Les malades s'inter-rogent de plus en plus sur l'efficacité et l'innocuité des traitements qu'ils reçoivent. Les décideurs constatent qu'ils ne peuvent pas justifier des dépenses médicales en termes de coût-efficacité." [1]

Donc, outre la littérature dont nous verrons que le rôle n'est pas prédominant, le médecin ne dispose pour prendre ses décisions que de ses propres connaissances, son expérience, son jugement et son intuition personnels, ou de ceux de ses collègues les plus proches. Or l'expérience personnelle de médecins individuels, même nombreux, est notoirement insuffisante sur le plan épidémiologique, pour garantir les conditions scientifiques d'une bonne décision : le nombre d'observations est faible, elles ne sont ni contrôlées, ni évaluées, leur surveillance est le plus souvent incomplète parceque trop brève, etc.

Les pratiques varient, leur pertinence varie aussi, et la constatation de ces variations a fait tomber le dogme classique de l'infaillibilité médicale ([11], p. 8).

L'inflation de l'information[1]

"Nous sommes dans un nuage d'inconnaissance et d'incertitude, et la connaissance a produit ce nuage."

E. Morin[2]

Il peut paraîre étonnant qu'à une époque où l'information médicale n'a jamais été aussi abondante, l'on trouve autant de variations entre praticiens d'une part, et d'autre part, un tel décalage entre les résultats de la recherche et la pratique des soins. Or, c'est sans doute précisément dans cette abondance même que réside une partie du problème. F. Grémy souligne "l'inflation quasi-vertigineuse" qu'a connue la connaissance médicale depuis quelques décennies. Il rappelle qu'"en 1900, trois mille maladies et/ou syndrômes étaient répertoriés. Elles étaient trente mille en 1970."

---

1. Ce paragraphe est adapté du Chapitre I du *Consensus en Médecine, Analyse et bilan des Conférences de Consensus dans le Monde,* sous la direction de A. Giraud et D. Jolly, AP-Doin, Paris, 1991, pp. 12-13.
2. Morin E., *Science avec conscience,* Fayard, Paris, 1983, p. 67.

Le vocabulaire médical, "de quelque dix mille termes et/ou expressions en 1900 (...) est passée en 1975 à plus de vingt mille."

Quant à la pharmacopée, déjà riche de plus de dix mille spécialités et/ou présentations de médicaments, elle s'accroît d'environ deux cent cinquante spécialités par an. Le nombre des périodiques scientifiques est multiplié par dix tous les cinquante ans. Il y en avait 215 000 en 1979 dont 20 000 journaux médicaux [10]. On a pû dire que 50 % des connaissances médicales devenaient obsolètes en sept ans. Pour se tenir à jour dans la lecture des dix plus grandes revues médicales de niveau international, un médecin devrait lire dans les 200 articles et 70 éditoriaux par mois. Celui qui serait à jour dans sa lecture un jour donné et qui par la suite lirait un article par jour aurait au bout d'un an un retard de lecture de 55 siècles ! ([12], p. 9). Déprimant. Jointe à la modification des profils pathologiques, à l'augmentation de la séméiologie surtout biologique et à la difficulté d'interprétation de nombreux examens complémentaires, on peut conclure que *la maîtrise de la sur-information constitue une des difficultés majeures de l'exercice de la médecine aujourd'hui* [10].

Surabondante, l'information médicale est également parfois contradictoire. Le débat sur les risques cardio-vasculaires de l'hypercholestérolémie est exemplaire à cet égard. Après vingt ans de travaux, de débats et de conférences de consensus dans différents pays, on ne sait toujours pas à partir de quel âge et de quels chiffres il faut traiter l'hypercholestérolémie. De même pour l'hypertension artérielle. Faut-il laisser les infarctus du myocarde aux anticoagulants ? Etc. Ainsi a-t-on pû évoquer "la multiplication des réunions scientifiques où tout semble avoir été dit sauf l'essentiel : que faut-il faire ?" [11].

Il faut ajouter à cela que le médecin praticien a souvent peu d'éléments pour juger de la *qualité* de l'information qu'il trouve dans la littérature, car on ne les lui a pas transmis au cours de sa formation.

La Qualité de la Littérature Médicale

Que demande le praticien à la littérature médicale ? Une information sûre, qui l'oriente concrètement dans les décisions qu'il est quotidiennement amené à prendre à propos de ses patients, tout en le maintenant à jour des progrès accomplis dans sa propre discipline. Or, sur chacun de ces points, il semble qu'il y ait problème.

J. Willamson, T. Colton *et al.* ont analysé les résultats des 28 articles jugés les plus valides d'une série de 33 revues de la littérature portant sur la qualité méthodologique d'un total de plus de 4200 rapports de recherche, extraits d'une liste des meilleures publications médicales à comité de lecture (liste dans laquelle, incidemment, ne figure aucune publication de langue française) [12]. Ils y trouvent de sérieux problèmes de validité et de réplicabilité des résultats: les 12 revues de la littérature réalisées après 1970 rapportaient une médiane de 6 % de 2172 publications qui satisfaisaient aux critères de validité des évaluateurs, critères eux-mêmes assez généraux, du type "contrôles adéquats". 80 % environ des articles méthodologiquement insuffisants annoncaient des résultats positifs, amenant les auteurs à soupçonner que les résultats positifs de la recherche sont souvent "trop beaux pour être vrais". Les articles évalués étant extraits des revues les plus sélectives, ils craignent que la moyenne des essais publiés dans la littérature générale soit d'une qualité scientifique plus médiocre encore. En outre, la majorité des articles parus dans la littérature médicale ne s'adressent généralement pas aux praticiens mais constituent un échange entre chercheurs. De plus, ils publient plus souvent des résultats préliminaires qui risquent d'être invalidés ultérieurement, que des résultats définitifs qui pourraient, eux, être une aide au praticien. L'obligation de publier des travaux de recherche pour progresser dans la carrière médicale, commune à tous les pays développés, est certainement largement responsable de cet état de fait. Si le praticien lit des articles pour s'instruire, il doit se souvenir que les auteurs, eux, les écrivent pour être promus. L'orientation n'est, hélas, pas la même.

Tous les auteurs s'accordent à dire que deux mesures sont essentielles à adopter si l'on veut améliorer la qualité scientifique et l'utilité pratique de la littérature médicale: accorder davantage de considération intellectuelle aux publications orientées vers la pratique, et enseigner à chaque étudiant en médecine les bases d'une appréciation critique de la littérature médicale ([12], p. 9).

Les déterminants de la pratique

Mais que l'on se rassure : si l'on en croit les rares travaux effectués sur les déterminants de la pratique en médecine, ce n'est pas la littérature scientifique qui joue le plus grand rôle dans la prise de décision médicale.

Comment les médecins praticiens se déterminent-ils, face à une décision, entre les différentes alternatives qui s'offrent à eux, ou, en d'autres termes, quels sont les déterminants de la pratique clinique ?

La littérature, sur ce point, est peu prolixe, et l'on connaît mal les fondements des comportements médicaux. La profession médicale a en effet investi des efforts considérables pour développer les bases théoriques de sa science, mais elle s'est beaucoup moins préoccupée de savoir comment cette science pouvait se traduire dans la pratique. C'est une des raisons de l'échec relatif des différentes tentatives faites pour faire évoluer les comportements médicaux.

Deux colloques ont été consacrés par l'INSERM à la difficulté de faire passer les résultats de la recherche à la pratique des soins ([14,15]). F. Grémy y a rapporté les conditions de la valorisation des résultats de la recherche clinique dans la pratique [16]. Il y souligne notamment l'importance de la perception par les cliniciens de l'existence d'un problème de pratique et de la nécessité qu'ils ressentent de le voir résoudre dans l'intérêt de leurs patients. Trop d'études restent selon lui entreprises sans concertation suffisante avec les praticiens, et la distinction entre les essais à finalité explicative et à finalité pragmatique que l'on doit à l'école de Daniel Schwartz [17] reste insuffisament connue et pratiquée.

Ces faits contribuent sans doute à ce que les résultats de la recherche scientifique tels qu'ils sont publiés dans la littérature ne constituent pas les déterminants principaux des décisions médicales. Ils restent en effet trop éloignés du contexte quotidien de l'exercice médical pour lui être d'une utilité immédiate, car c'est surtout en fonction des facteurs concrets de son environnement local que le médecin prend ses décisions. Dans cette mesure, la pratique n'est pas seulement de la recherche appliquée. L'objectif des publications scientifiques est universel : c'est l'avancement de la connaissance. L'objectif de la pratique est individuel, particulariste et concret : c'est le soulagement, ou, si possible, la guérison d'un individu particulier. Ceci aussi explique, et fonde en partie, les variations de la pratique clinique [18].

La sociologue Ann Greer constate que, comme toutes les activités sociales, et la médecine en est une, l'exercice médical, bien que relevant d'une culture universelle qui est la science médicale, se fonde en pratique dans les structures, les normes et les dynamiques spécifiques des innombrables sous-cultures que constituent les communautés locales. Or ces communautés, selon elle, agissent comme des "systèmes médicaux clos". Elles sont composées de praticiens et non de chercheurs, et les règles universelles qui régissent la recherche ne s'y appliquent plus [18].

D. Eddy a très bien décrit ce qu'il appelle "l'approche traditionnelle de l'élaboration des conduites à tenir" [19]. Implicite, "presqu'inconsciente", elle repose sur les pratiques locales habituelles. Ce sont elles qui déterminent les recommandations utilisées, elles-mêmes déterminées par la pratique, et ainsi de suite. On peut rapprocher de ce mécanisme les systèmes de détection et d'information comme les TSAP[1] et le PMSI[2] qui, en servant à identifier les cas extrêmes, renforcent l'emprise de la norme, en partant de l'hypothèse implicite et non vérifiée que la pratique moyenne est la bonne. Chacun a ainsi tendance à faire ce que fait le voisin, et sortir de cette boucle tautologique requiert l'effort et le temps considérables que demande l'élaboration de recommandations de pratique clinique argumentées et explicites (v. chap. VIII). L'approche traditionnelle de la pratique est intuitive et implicite. Elle n'envisage ni n'analyse explicitement tous les résultats possibles de toutes les alternatives qui se présentent au praticien au moment de la décision, mais repose sur le présupposé qu'il les connaît et en tient compte.

Or, l'extrême complexité des considérants à observer en théorie avant de prendre une décision est impossible à respecter par le médecin individuel. Par exemple, Eddy énumère les données en fonction desquelles il faudrait choisir un test pour le dépistage d'un cancer [20]. Ce sont : la pénibilité du test pour le patient, les risques qu'il comporte (par exemple l'irradiation pour la mammographie) ; les probabilités de faux positif et les risques, effets secondaires et inconfort des examens qu'ils entraînent ; les coûts ; les probabilités de détecter un cancer et l'effet de cette détection sur les chances de survie du patient. Il faut en outre tenir compte des facteurs qui influencent ces données: l'incidence et le taux de mortalité de la maladie par âge et par sexe, les facteurs de risque, l'histoire naturelle de la maladie ; l'efficacité réelle (*effectiveness*)[3] du test de dépistage ; l'efficacité réelle des autres tests disponibles pour le dépistage du même cancer, l'ordre dans lequels ces tests sont effectués et leur fréquence ; les risques de complications, effets secondaires et faux positifs de chacun d'entre eux ainsi que leurs coûts ; l'efficacité réelle du traitement et ses variations en fonction de la précocité du diagnostic ; enfin, les coûts financiers sociaux et humains des traitements précoce, chronique et terminal de la maladie.

Beaucoup plus que sur des considérations aussi complexes (bien qu'elles en tiennent partiellement compte tout en les simplifiant considérablement), les pratiques médicales se fondent, en l'absence de données évaluatives de nature scientifique et qui soient crédibles aux yeux des praticiens, sur des comportements déterminés par une dynamique plus sociale que scientifique, qui répond comme elle peut à des questions du type "est-ce-que ça marche, est-ce bien toléré, qui l'utilise, est-ce que je peux l'utiliser chez Mme. Unetelle ?" [18]

1. TSAP : Tableaux Statistiques d'Activité des Praticiens (v. lexique).
2. PMSI : Projet de Médicalisation des Systèmes d'Information (p. 98).
3. p. 112.

*

* *

Nous avons étudié jusqu'ici les variations de la pratique médicale, et tenté d'en expliquer l'origine en exposant la complexité des conditions de la prise de décision médicale aujourd'hui. Cette complexité n'est pour l'instant pas maîtrisée par la plupart des médecins.

Cette situation, outre qu'elle est peu satisfaisante sur le plan intellectuel comme pour la qualité des soins rendus, comporte un certain nombre de dangers dans la mesure où l'interprétation des variations constatées peut donner lieu à des conclusions abusives, et ce d'autant plus que depuis la socialisation de ses coûts, la médecine est sous le regard critique de nombreux observateurs et décideurs qui sont extérieurs à la logique médicale. Il serait trop facile par exemple, dans le contexte économique actuel, de considérer que les taux d'utilisation les plus bas sont les meilleurs.

La réalité est plus nuancée. Une diminution des ressources aboutirait sans doute à une diminution de la consommation médicale mais il a été démontré que cette diminution serait indiscriminée, et réduirait indifféremment la part nécessaire comme la part superflue de l'utilisation des services de soin ([4], p. 8). Or comme le dit E. Papiernik, un des meilleurs connaisseurs de l'évaluation médicale en France, il ne faut pas que "la maîtrise des budgets se fasse de manière aveugle et indiscriminée" [21]. Notre connaissance des déterminants et des conséquences de la décision médicale et de l'utilisation des services de soin en France mérite d'être développée si l'on veut introduire une régulation plus rationnelle du système, qui respecte une logique fondée sur les besoins médicaux de la population, et qui se base sur des informations vérifiables.

La littérature démontre qu'une évaluation plus rigoureuse et systématique par les médecins de leur exercice professionnel, produisant des informations fiables à caractère médical, serait un des éléments qui permettrait cette rationalité accrue.

RÉFÉRENCES

[1] Wennberg J., "Better policy to promote the evaluative sciences", *Quality Assurance in Health Care*, 1990, **2**:21-9.

[2] Wise Ph., Eisenberg J., "What do regional variations in the rates of hospitalization of children really mean?", *NEJM* 1989, **320**:1209-11.

[3] Eisenberg J., "Physician utilization: the state of research about physician's practice patterns", *Medical Care* 1985, **23**:461-83.

[4] Greer A.L., "The two cultures of biomedicine: can there be consensus?", *JAMA* 1987, **258**:2739-40.

[5] Kemper K., Forsyth B., "Medically unnecessary hospital use in children seropositive for human immunodeficiency virus", *JAMA* 1988, **260**:1906-9.

[6] Blumberg M., "Inter-area variations in age-adjusted health status", *Medical Care* 1987, **25**:340-53.

[7] Mizrahi A., Mizrahi A., "Les tendances à long terme de la consommation médicale", *Futuribles*, Oct.1990: 33-54.

[8] Tedeschi P.J., Wolfe R.A., Griffith J.R., "Micro-area variation in hospital use", *HSR : Health Services Research* 1990, **24**: 729-40.

[9] Wennberg J.E., "The paradox of appropriate care", *JAMA*, 1987, **258**:2568-9.

[10] Grémy F., "Informatique médicale", Flammarion Médecine-Sciences, Paris 1987.

[11] Raphaël J.C., Editorial, *Nouvelles de l'évaluation des soins et des technologies*, Direction du Plan, AP-HP, juillet 1989, n° 6.

[12] Williamson J.W., Goldschmidt P.G., Colton T., "The quality of medical literature: an analysis of validation assessments", *in Medical uses of statistics*, Bailar J.C. et Mosteller F., eds. NEJM Books, Waltham Mass., 1986.

[13] Fletcher R.H., Fletcher S.W., Wagner E.H., *Clinical epidemiology: the essentials.* Williams & Wilkins, Baltimore 1988, 2e édition.

[14] *De la Recherche biomédicale à la pratique des soins.* 1er colloque CNAMTS-INSERM. Les Editions INSERM, Paris, 1985. Vol. 144.

[15] *Chercher pour Agir. Recherche d'Aujourd'hui, Médecine d'Aujourd'hui et de Demain.* 2e colloque CNAMTS-INSERM. Les Editions INSERM, Paris, 1988. Vol.187.

[16] Grémy F., "Des résultats de la recherche clinique à la pratique des soins", *1er Colloque CNAMTS-INSERM,* 1986,**144**:769-84.

[17] Schwartz D., Lellouch, *L'essai thérapeutique chez l'homme,* Flammarion, Paris.

[18] Greer A., "The state of the art versus the state of the science", *Int. J. of Tech. Ass. in Health Care,* 1988, **4**:5-26.

[19] Eddy D., "L'élaboration des conduites à tenir", *JAMA* (Ed.Française) 1990;**204**:680-7.

[20] Eddy D., "Clinical policies and the quality of clinical practice", *NEJM,* 1982;**307**:343-7

[21] Papiernik E., *Propositions pour le développement de l'évaluation des techniques et des pratiques médicales,* 1985. Rapport au Secrétaire d'Etat à la Santé.

Chapitre III

Les solutions proposées

Les solutions proposées aux difficultés actuelles de l'exercice de la médecine reposent toutes sur un effort pour mieux structurer le raisonnement et formaliser la pratique cliniques. Il s'agit de donner autant que possible à la pratique clinique les caractéristiques méthodologiques d'une science. Mais comme il n'est ni possible ni souhaitable de formaliser intégralement l'exercice de la médecine, on s'efforce simplement de réduire au minimum sa part de subjectivité, de telle façon qu'idéalement, toutes les variations constatées soient toujours explicables.

Trois disciplines nouvelles s'efforcent de parvenir à ce but : l'épidémiologie clinique, l'aide à la décision médicale et l'évaluation des soins. Aucune des trois n'est encore systématiquement enseignée au cours des études médicales, encore moins utilisée en pratique courante, ni en France ni dans les autres pays comparables, à l'exception des Etats-Unis et du Canada où l'on peut trouver des programmes qui comportent l'une ou l'autre d'entre elles, notamment l'épidémiologie clinique. L'Université de Maastricht en Hollande possède une chaire d'évaluation médicale. En France, différents enseignements optionnels d'évaluation ont récemment vu le jour. Cet enseignement n'est encore ni systématisé, ni systématique, mais ces premiers pas sont encourageants.

Nous présenterons brièvement ces trois disciplines, avant de développer plus complètement, dans la suite de cet ouvrage, les éléments, les approches et des exemples d'évaluation médicale.

1. L'ÉPIDÉMIOLOGIE CLINIQUE : DE LA MÉDECINE DES CERTITUDES A LA MÉDECINE DE L'INCERTITUDE[1]

La médecine a longtemps vécu sur le modèle mécaniciste qui lui a été appliqué au XIXe siècle par Claude Bernard à partir de la physique et de la chimie [1]. Ce modèle reposait sur le paradigme que la science est exacte, que les résultats de la recherche sont des faits vrais, et n'acceptait aucun degré d'incertitude dans sa description de la "réalité". De la fin du XIXe siècle jusqu'à une période qui s'est étendue jusqu'aux années 1970, ce modèle a permis une expansion extraordinaire des recherches biomédicales et un cortège de découvertes qui ont constitué, avec la naissance d'une médecine curative, une révolution absolue.

Dans l'intervalle, les notions de probabilité, d'incertitude, d'erreur et de biais apparaissaient dans les sciences physiques ainsi qu'en biologie et en épidémiologie, mais n'atteignaient pas la médecine clinique, installée dans le paradigme de la certitude [2]. Or, différents faits troublants commençaient à y apparaître, dont nous avons évoqué certains avec les variations de la pratique. On commençait à constater que des individus étiquetés comme porteurs d'une maladie donnée en avaient en fait une autre, ou étaient bien portants ; qu'inversement des sujets apparemment en bonne santé étaient malades mais n'étaient pas traités ; que des malades traités par une thérapeutique éprouvée ne guérissaient pas et que d'autres au contraire guérissaient sans traitement, etc. Une hypothèse avancée pour expliquer les raisons de ce hiatus entre la théorie et la pratique en médecine serait que *si la médecine a considérablement augmenté la quantité de ses connaissances théoriques, elle n'a pas parallèlement développé la méthode qui lui permettrait de les mettre en application,* comme nous avons eu l'occasion de le dire en citant Wennberg (p. 15). La pratique médicale n'a pas encore opéré la révolution culturelle, acquise dans les sciences physiques, qui lui permettrait de gérer l'incertitude, c'est-à-dire, pour reprendre les termes de Jenicek, de passer du paradigme de l'explication (déterminisme, certitude), au paradigme de la prédiction, celle-ci impliquant l'usage des probabilités, donc intégrant un élément d'incertitude dans sa réalité. L'épidémiologie clinique est une des nouvelles disciplines qui peut permettre à la médecine clinique, en intégrant l'incertitude dans ses raisonnements, de porter des conclusions qui soient plus conformes à la réalité clinique que celles qui sont dérivées sur la foi du modèle déterministe.

---

1. L'essentiel de ce paragraphe est emprunté au premier chapitre de l'ouvrage de Jenicek et Cléroux [2].

Qu'est-ce que l'épidémiologie clinique ? C'est *l'application des principes et des méthodes de l'épidémiologie aux problèmes de la médecine clinique* [3]. Classiquement, la médecine clinique est consacrée à l'étude des mécanismes de la maladie chez l'individu. L'épidémiologie, elle, étudie la distribution de la maladie dans les populations. Elle se préoccuppe davantage des facteurs de sa diffusion que de ses mécanismes. La médecine clinique repose sur le postulat qu'on peut traiter une maladie et en pronostiquer l'évolution en fonction des connaissances que l'on a de ses mécanismes. Mais il s'avère aujourd'hui que la connaissance des mécanismes de la maladie est insuffisante à poser des diagnostics, à formuler des pronostics et à prescrire des traitements qui soient appropriés, efficaces et sûrs. Il faut pour cela *adapter à la médecine clinique les instruments des sciences dites précliniques comme l'épidémiologie et la statistique, ainsi qu'une méthodologie rigoureuse d'observation et de classification* pour en contrôler autant que possible les facteurs de variation, de biais et d'erreur. C'est l'objet de l'épidémiologie clinique, véritable *science fondamentale de la pratique clinique* [4].

L'épidémiologie clinique renouvelle la science de l'observation clinique en y intégrant comme objets d'étude et de connaissance les instruments mêmes de la pratique comme le diagnostic, le pronostic, le traitement, la prévention, et, pour certains, la façon de lire la littérature médicale en sachant sélectionner les articles pertinents et se tenir à jour dans ses connaissances [4]. Elle apprend à répondre avec l'aide des méthodes de l'épidémiologie et des statistiques à des questions comme : ce patient est-il vraiment malade ; quelle est la qualité des informations dont je dispose pour porter un diagnostic ; quels sont ses facteurs de risque et à quel groupe de population appartient-il ; quels sont les examens complémentaires les mieux adaptés à ce problème : doivent-ils être plutôt sensibles ou plutôt spécifiques ; quel est le meilleur plan thérapeutique à adopter et quels pourraient en être les effets secondaires chez ce patient ; le malade préfère-t-il courir un risque donné plutôt que de subir certains effets défavorables du traitement ; quel est son pronostic et comment l'en informer, ainsi que son entourage ; est-il seul en cause dans cette pathologie ; etc. Elle permet ainsi à l'observation clinique d'acquérir un caractère scientifique qui diminue sa variabilité inhérente.

L'épidémiologie clinique est la base scientifique de l'évaluation médicale.

2. L'AIDE A LA DÉCISION MÉDICALE

L'aide à la décision médicale est aussi une "aide au raisonnement" [5]. Elle se divise en analyse de la décision médicale et en aide à la décision proprement dite c'est-à-dire systèmes experts ou intelligence artificielle.

L'analyse de la décision médicale

C'est une approche systématisée de la prise de décision en situation d'incertitude. Elle est explicite, quantitative et prescriptive [6]. Explicite car elle décompose le problème qui requiert une décision en ses différents éléments. Quantitative car elle assigne des probabilités aux différents évènements qui peuvent survenir et qu'elle a préalablement identifiés. Prescriptive et non descriptive car elle vise à déterminer l'action. Elle consiste en somme à "donner aux issues que l'on étudie une valeur qui sera multipliée par sa probabilité d'apparition et combinée ou comparée aux valeurs des issues concurrentes" [7]. Les données du problème sont illustrées par un arbre de décision.

L'approche de l'analyse décisionnelle comporte quatre étapes : identifier et définir le problème décisionnel; le structurer sous la forme d'un arbre de décision ; identifier les incertitudes et les valeurs des différentes probabilités évoquées ; choisir la meilleure démarche en fonction des éléments précédents[1] .

1) Identifier et définir les éléments du problème décisionnel

Il s'agit d'énumérer avec précision les questions qui se posent face à une situation clinique complexe, à savoir :

a) faut-il traiter immédiatement ou attendre, quel est le traitement à entreprendre : chirurgical ou médical, quel antibiotique choisir, quand faudra-t-il interrompre ou modifier le traitement, quelles sont les informations cliniques ou paracliniques supplémentaires nécessaires pour pouvoir décider, etc ;

b) quels sont les différents états cliniques du patient que l'on peut rattacher aux alternatives précédemment évoquées: amélioration, aggravation, à quelles étapes du traitement,

---

1 . L'essentiel de ce qui suit est emprunté au premier chapitre de l'ouvrage classique de Weinstein et Fineberg [6].

avec quel résultat final : guérison, soulagement, invalidité, décès ;

c) d'autres considérations comme le coût financier, social et humain, la pénibilité du traitement, etc peuvent également être prises en compte.

On aboutit ainsi à une liste de différents éléments d'incertitude qu'il s'agit maintenant de structurer.

2) Structurer le problème décisionnel : l'arbre de décision

Il s'agit de déployer les différents éléments du problème clinique que l'on vient de définir suivant une structure logique qui expose clairement les moments où un choix doit être fait : ce moment est désigné sous le nom de *noeud décisionnel* ; les moments où une information nouvelle est obtenue qui est indépendante du décideur (résultat d'un examen) sont des *noeuds aléatoires* ; et le résultat qui peut en découler pour le patient. Cette structure logique, qui se déroule dans le temps, est un arbre de décision. C'est l'outil de base de l'analyse de décision. Dans un arbre de décision, les noeuds décisionnels sont exprimés par un carré et les noeuds aléatoires par un gros point. Chaque branche de l'arbre, qui représente une des stratégies décisionnelles envisagées, porte à son extrémité une "feuille", qui exprime l'aboutissement de cette stratégie en termes de résultat pour le patient [8].

3) "Valoriser" l'arbre de décision

Il s'agit de quantifier les incertitudes et d'assigner une valeur à chaque résultat envisagé (chaque "feuille") au terme de la construction de l'arbre de décision, c'est-à-dire d'en déterminer l'*utilité* pour le patient.

Nous avons dit que les incertitudes de l'arbre de décision sont représentées par les noeuds aléatoires. A chaque branche d'un noeud aléatoire, il faut attribuer une probabilité (la probabilité que l'examen bactériologique des urines soit positif chez une femme qui se présente avec une dysurie). La somme des probabilités envisagées doit naturellement être égale à 1. Ces probabilités sont assignées en fonction de l'état du patient, de ses antécédents, des données de la littérature, de l'expérience personnelle du médecin, etc.

Les valeurs assignées à l'aboutissement de chaque stratégie envisagée reflètent les choix du médecin mais doivent aussi tenir compte des préférences du patient : celui-ci préfère-t-il courir le risque d'une allergie aux antibiotiques pour guérir plus vite ou préfère-t-il attendre le résultat de l'examen avant de commencer son traitement. Préfère-t-il courir le risque des effets secondaires d'une prostatectomie ou ceux d'une stratégie conservatoire ? C'est à ce stade qu'intervient la subjectivité du malade. Les chiffres exprimant les valeurs retenues ou utilités, doivent être exprimés dans la même unité et établis sur une même échelle de valeur [9].

Figure 1

Arbre de décision face à un syndrôme douloureux de l'abdomen [1]

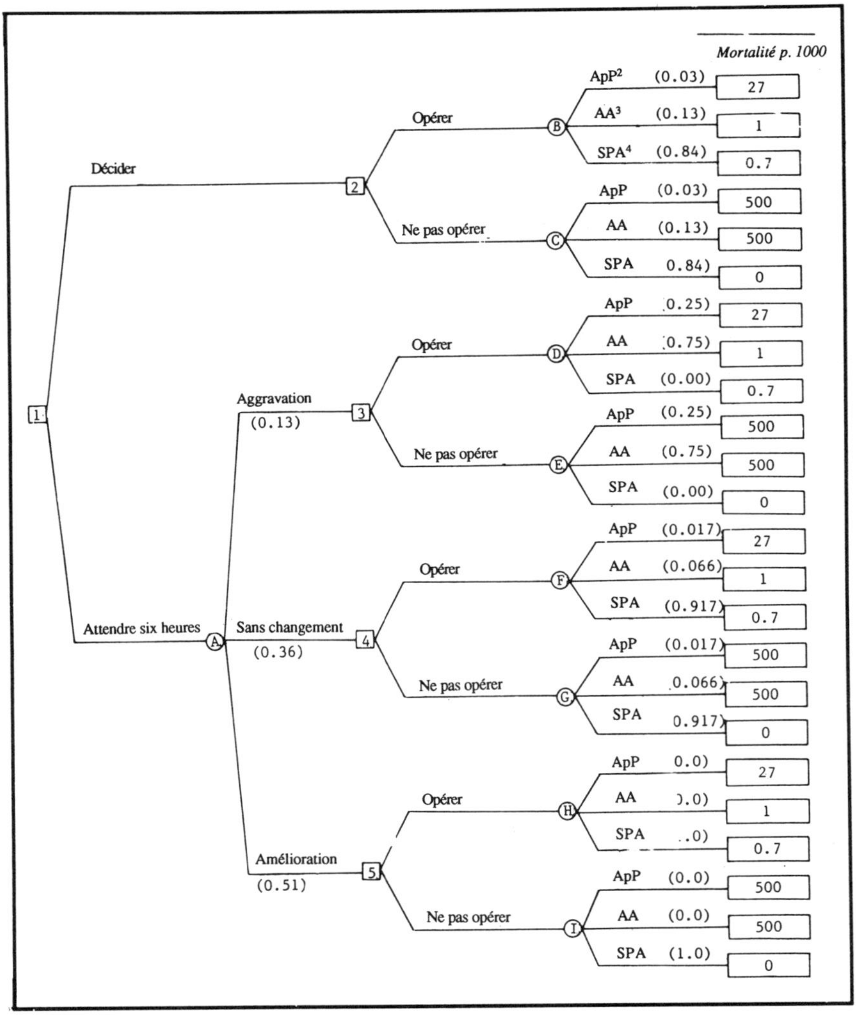

1. Cet arbre de décision est construit à partir de Weinstein et Fineberg (6) p. 18 et Grenier (8), pp. 109-11.
2. ApP = Appendice perforé
3. AA = Appendicite aiguë sans perforation
4. SPA = Syndrôme pseudo-appendiculaire.

4) Prendre la "bonne" décision en fonction des éléments précédents

C'est le but de l'exercice. Même en l'absence de quantification, les paragraphes précédents, en déroulant les étapes d'un raisonnement argumenté, permettent généralement de dégager une stratégie préférentielle. La quantification facilite le choix si celui-ci est particulièrement complexe. Le choix est alors facilité par l'*analyse de sensibilité,* qui teste la stabilité des conclusions de l'analyse en faisant varier les hypothèses retenues et les valeurs du modèle [7].

Ainsi l'analyse de la décision permet d'encadrer la subjectivité des choix à l'aide d'un modèle qui illustre graphiquement les étapes généralement intuitives et implicites du raisonnement médical, et permet ainsi de mieux les maîtriser.

Les systèmes experts

> *"Un système expert est un logiciel de résolution de problème dans un domaine délimité (dans) lequel il existe des experts, c'est-à-dire des spécialistes humains ayant une grande connaissance du problème posé, et capables de le résoudre beaucoup plus efficacement que le non-expert."* [5]

Grémy souligne à juste titre que dans l'expression "système expert", le mot "expert" se rapporte aux experts humains qui ont fourni leurs connaissances à ce système, et non au système lui-même.

Fieschi distingue deux types de systèmes [10] : les systèmes indirectement impliqués dans la décision et les systèmes directement impliqués dans la décision. Les premiers sont des programmes qui stockent l'information clinique et paraclinique disponible facilitant ainsi au médecin l'appréciation d'une situation pathologique donnée, les seconds sont également de deux types : des rappels ou "garde-fous" permettant de rappeler au médecin les éléments à prendre en compte dans l'évaluation d'une situation ou les erreurs à ne pas commettre ; et des systèmes donnant un avis de spécialistes pour un malade donné. Ce sont ces derniers qui correspondent le mieux à la définition donnée par Grémy des systèmes experts, et ce sont eux qui ont connu le plus grand développement.

Il ne faut pas croire cependant que les systèmes experts puissent valablement remplacer l'intervention personnalisée du médecin. Comme leur nom l'indique, ils ne sont qu'une aide à la décision, aide qu'ils procurent en "désencombrant l'esprit" par la systématisation des activités formalisables de la démarche clinique, mais seulement de celles-là. L'importance du jugement clinique dans la décision finale n'en est que plus cruciale [11,12].

3. L'ÉVALUATION DES SOINS

L'évaluation des soins s'apparente à l'épidémiologie clinique et à l'aide à la décision médicale en ce qu'elle s'efforce également d'encadrer et de guider la décision et la pratique médicales de manière à en diminuer la variabilité et le caractère aléatoire. Comme cela a été dit en début d'ouvrage, l'évaluation des soins recouvre des concepts qui ne sont pas encore homogènes pour tout le monde. Nous allons tenter de les définir.

Figure 2

Evaluation des technologies et évaluation des soins

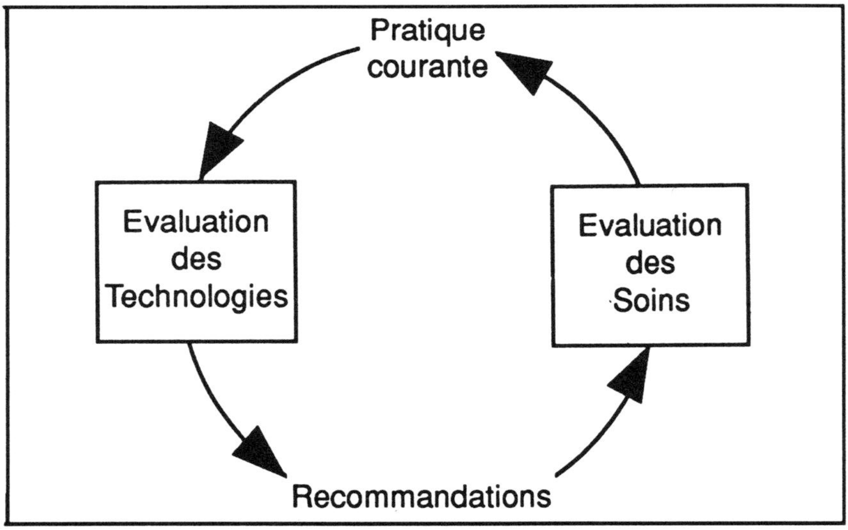

Evaluation des soins et évaluation des technologies

L'évaluation médicale dans son acception contemporaine nous vient des Etats-Unis et comporte deux volets : l'évaluation des technologies (*technology assessment*), destinée à évaluer l'efficacité, l'innocuité et l'utilité des technologies médicales, et l'évaluation des soins, (*quality assurance*), définie ci-dessous et qui évalue la qualité des pratiques médicales.

C'est à l'évaluation soins qu est consacré cet ouvrage, mais la pratique médicale étant faite de l'utilisation quotidienne de technologies toujours plus nombreuses, il est évident qu'évaluation des technologies et évaluation des soins sont deux phases complémentaires à l'exercice d'une médecine de qualité, de "bons" soins impliquant le "bon" usage de "bonnes" technologies, une "bonne" technologie étant une technologie dont l'évaluation préalable à son utilisation a été favorable à sa diffusion. Rappelons que les anglo-saxons incluent les pratiques dans leur définition de la technologie : pour eux, la thérapie adjuvante du cancer du sein ou le traitement des arythmies sont des technologies. Les conférences de consensus (p. 85), classées sous la rubrique *technology assessment*, évaluent au moins autant de pratiques que de technologies proprement dites : tomodensitométrie cérébrale, thrombolyse, usage thérapeutique de l'endoscopie dans les ulcères hémorragiques, etc., mais aussi : accès fébriles, extraction des dents de sagesse, diarrhée du voyageur, et ainsi de suite. En fin de compte, technologie et pratique se rejoignent dans la technique: thrombolyse, endoscopie, angioplastie coronaire, transplantations d'organes sont toutes des techniques au service du maintien et/ou du rétablissement de la santé.

La véritable distinction entre évaluation des soins et évaluation des technologies réside sans doute dans l'âge des technologies ou des techniques évaluées. L'évaluation des technologies nouvelles ou des nouvelles techniques est une évaluation *ex-ante* de l'intérêt médical que présente une innovation avant de la diffuser, comparable à l'évaluation d'une nouvelle molécule dans l'industrie pharmaceutique avant sa diffusion sous forme de médicament, et proche en cela de la recherche clinique. L'évaluation des soins est une évaluation *ex-post* de *l'utilisation* qui est faite de cette technologie, de cette technique ou de ce médicament, une fois qu'après l'évaluation initiale, leur utilisation se soit généralisée.

En outre, et comme le montre l'expérience du Comité d'Evaluation et de Diffusion des Innovations Technologiques de l'Assistance Publique-Hôpitaux de Paris (CEDIT), l'évaluation des technologies examine généralement des appareils, des produits ou des techniques nouvelles : la pompe à insuline, la thrombolyse à la phase tardive de l'infarctus du myocarde, la discectomie percutanée, l'hyperthermie de la prostate, l'échographie endovasculaire coronaire et artérielle pulmonaire, etc. [13]. *L'évaluation des soins apprécie essentiellement des comportements* : bien fondé des hospitalisations, de la prescription des examens diagnostiques, pertinence des indications, qualité de remplissage du dossier du malade, conformité des procédures aux critères de qualité professionnels, etc. avec pour objectif ultime d'améliorer la qualité des soins reçus par le malade.

Evaluation des soins et recherche clinique

L'évaluation des soins est souvent rapprochée de la recherche clinique. Toutefois, recherche clinique et évaluation des soins répondent à deux questions différentes. Lorsqu'on cherche à déterminer l'efficacité d'une nouvelle molécule ou d'une nouvelle stratégie thérapeutique, on cherche à répondre à la question "est-ce-que ça marche" ? C'est en cela que l'évaluation des technologies nouvelles se rapproche de la recherche clinique. Comme pour toute recherche scientifique, la réponse à cette question augmente la quantité des connaissances. L'évaluation des soins, elle, cherche à vérifier qu'une procédure, une thérapeutique ou une technologie médicales, une fois reconnues efficaces par la recherche clinique, ou l'évaluation des innovations technologiques, sont utilisées à bon escient, dans la bonne indication, par du personnel compétent et suivant les procédures recommandées. L'évaluation des soins n'augmente pas la quantité des connaissances. Elle s'assure que les connaissances existantes sont correctement appliquées. Si donc l'évaluation des soins présuppose la recherche clinique (ainsi que l'évaluation technologique), elle s'en distingue aussi bien par ses objectifs que par ses moyens. L'instrument de la recherche clinique, comme celui de l'évaluation des technologies nouvelles, est l'essai contrôlé. L'évaluation des soins fonde l'épidémiologie clinique, science fondamentale de la pratique médicale, et sur la révision critique des décisions et des comportements médicaux.

Il existe cependant une *recherche en évaluation* (*evaluative research*). Celle-ci consiste à rechercher les méthodes, les techniques, les indicateurs propres à exprimer le degré de qualité (pertinence, critères de qualité, utilité) d'une procédure, les comportements qui la sous-tendent, les moyens propres à modifier ceux-ci si nécessaire, à mesurer et à réduire la variabilité des observations etc. Cette recherche utilise essentiellement les méthodes de l'épidémiologie et de la statistique. On peut classer comme recherche en évaluation les travaux des réanimateurs français [14] et des associations de recherche chirurgicale ARC, AURC et ACAPEM[1] .

---

1. ARC : Association de Recherche en Chirurgie ; AURC : Association Universitaire de Recherche en Chirurgie.
ACAPEM : Association des Chirurgiens de l'Assistance Publique pour l'Evolution Médicale (V. Prof. J.M. Hay, Service de chirurgie viscérale, hôpital Louis Mourier, Colombes).

Pour terminer, nous définirons comme suit l'évaluation des soins telle que nous l'entendons dans cet ouvrage, en nous inspirant de Jenicek:

Evaluer la qualité des soins c'est formuler explicitement et le plus objectivement possible leur pertinence, leur conformité avec des critères de référence pré-établis, leur utilité et leur impact pour le patient [2].

RÉFÉRENCES

[1] Bernard C., *Introduction à l'étude de la médecine expérimentale,* Flammarion. Collection Champs, 1984.

[2] Jenicek M., Cléroux R., *Epidémiologie clinique. Clinimétrie,* Edisem Maloine, 1985.

[3] Fletcher R.H., Fletcher S.W., Wagner E.H., *Clinical epidemiology. The essentials,* William & Wilkins, 1988, 2e édition.

[4] Sackett D.L., Haynes R.B., Tugwell P., *Clinical epidemiology: a basic science for clinical medicine.* Little, Brown and Company, 1985.

[5] Grémy F., *Informatique médicale,* Flammarion Médecine-Sciences, Paris, 1987, ch. 9 et 10.

[6] Weinsten M.C., Finberg H.V., et coll. *Clinical decision analysis,* WB Saunders Company, 1980.

[7] Lacronique J.F., "Approche formelle de la décision clinique", *Cahiers de Sociologie et de Démographie médicales,* 1985, **2**:143-55. — "Les chemins de la décision", *Cahiers Santé* 1991,**1**:235-40.

[8] Sur la construction des arbres de décision voir notamment :

Grenier B., *La décision médicale,* Masson, 1990, ch. 6.

Weinstein et Fineberg, *op. cit.,* ch. 2.

[9] Grenier B., *op. cit.*

[10] Fieschi M., "Systèmes experts et aide à la décision", in *Chercher pour agir. Recherche d'aujourd'hui. Médecine d'aujourd'hui et de demain,* 2e Colloque CNAMTS-INSERM. Vol.187, 1988, pp. 273-280.

[11] Grémy F., "L'aide à la décision médicale. Contexte, espoirs, limites", in *Chercher pour agir op.cit.* [10], pp. 261-72.

[12] Sur l'aide à la décision et les systèmes experts, on se réfèrera utilement à Grémy F., *Informatique médicale, op. cit.* ch. 9 et 10.

[13] CEDIT : liste des dossiers étudiés, Direction de la Stratégie, Assistance Publique-Hôpitaux de Paris, mise à jour 1991.

[14] Le Gall J.R., Loirat P., Eds. *Evaluation en réanimation,* Masson, Paris 1990.

DEUXIÈME PARTIE

Éléments et approches de l'évaluation des soins

Chapitre IV

Les éléments de l'évaluation des soins

1. LES COMPOSANTES DE LA QUALITÉ DES SOINS

Si l'on accepte l'hypothèse qu'évaluer les soins consiste à apprécier leur qualité, on se heurte à la définition de cette dernière. Comme tout ce qui relève de l'essence, la qualité est une notion élusive, difficile à définir, qui varie dans le temps, dans l'espace, ainsi que suivant les personnes et les points de vue. La définition de la qualité médicale a changé de contenu avec le temps et le degré de développement des connaissances médicales. Elle change aussi suivant les pays et les valeurs culturelles des différentes sociétés. De même, à un endroit donné, la "qualité" d'un même épisode de soin pourra être appréciée très différemment suivant qu'il s'agit du médecin ou du malade.

Il ne faut toutefois pas s'exagérer la difficulté de définir la qualité des soins, et en conclure qu'il est impossible de l'évaluer. De nombreux travaux ont été depuis longtemps consacrés sinon à la définition de la qualité, du moins à la séparation de ce concept totalisant en différents éléments qui, eux, peuvent être définis et mesurés. En voici quelques exemples, extraits d'un ouvrage de Donabedian [1].

La première définition d'une médecine de qualité a été donnée par Lee et Jones en 1933 :

"La bonne médecine est celle qui est pratiquée et enseignée par les leaders reconnus de la profession médicale à un moment donné du développement social, culturel et professionnel d'une communauté ou d'un groupe de population particuliers"[2],

définition qui reste très générale, mais qui introduit l'élément essentiel de la définition de la qualité dans la médecine occidentale : *c'est une définition professionnelle* : ce sont les médecins, et non les malades ni les administrations, qui déterminent ce qu'est la bonne médecine.

Davantage de précisions sont apportées par Payne, en 1966, lorsqu'il définit la qualité médicale comme étant "le niveau d'excellence produit et documenté dans les procédures diagnostiques et thérapeutiques, basé sur le dernier état de la science et des sciences humaines et qui aboutit au minimum de morbidité et de mortalité dans la population"[3].

Cette définition introduit deux éléments de plus dans la définition de la qualité: d'abord cette qualité doit être documentée, c'est-à-dire que les procédures et les résultats des soins doivent être explicitement consignés quelquepart, et non rester à l'état de souvenir ou d'impressions ; ensuite, elle introduit la notion de résultat dans l'appréciation des soins, bien que ces résultats ne soient exprimés ici qu'en termes négatifs (*primum non nocere*). Il est intéressant aussi de constater que Payne inclut les sciences humaines dans les bases scientifiques nécessaires à l'exercice d'une médecine de qualité. On peut noter à ce propos qu'après une longue absence, elles ont été réintroduites dans le curriculum des études médicales en France.

Encore plus précis, Esselstyn affirme que :

"Les standards de la qualité des soins devraient être basés sur le degré auquel les soins sont accessibles, acceptables, globaux, continus, et documentés, et une thérapeutique pertinente fondée sur un diagnostic approprié ..."[4].

Nous voyons apparaître ici la notion, fondamentale pour l'évaluation de la qualité des soins et sur laquelle nous reviendrons longuement, de standards explicites de qualité de soins. Nous y trouvons aussi des éléments d'appréciation du système de soins (soins accessibles) éléments que nous qualifierons ci-dessous de structurels; des éléments d'appréciation de la globalité de la prise en charge du malade (soins globaux et continus) ; l'exigence de la documentation des activités médicales (soins documentés), et des exigences professionnelles de procédure (diagnostic approprié et thérapeutique pertinente). Enfin, pour la première fois, apparaît la prise en compte de la subjectivité du malade (soins acceptables).

Si nous procédons à la synthèse des différents éléments descriptifs de la qualité des soins contenus dans ces définitions, nous pouvons conclure que *des soins de qualité sont conformes aux derniers acquis de la science médicale, pertinents, utiles et sûrs, acceptables et accessibles pour le patient, et assurant la continuité de sa prise en charge.*

Ainsi, l'évaluation des soins devra "garantir que chaque patient reçoive l'assortiment d'actes diagnostiques et thérapeutiques qui lui assurera le meilleur résultat en termes de santé, conformément à l'état actuel de la science médicale au meilleur coût pour un même résultat et pour sa plus grande satisfaction en termes de résultat, de contacts avec le système de soins, et de procédures médicales"

(OMS, 1983)

Nous avons défini les composantes de la qualité des soins, il nous faut maintenant préciser les objets de son évaluation.

2. LES OBJETS DE L'ÉVALUATION DE LA QUALITÉ DES SOINS

Avedis Donabedian, premier à avoir systématisé les approches de l'évaluation des soins, lui définit trois objets : les structures de soin, les procédures de soin et les résultats des soins (*strucure, process, outcome*) [5].

Les structures de soin

Les structures représentent les moyens consacrés au soin des malades. Donabedian les définit comme comprenant les ressources humaines, matérielles et financières nécessaires à la délivrance des soins médicaux. Dans un établissement hospitalier il s'agira bien sûr des locaux, du nombre de lits et du plateau technique, mais aussi du personnel, et de ses qualifications. Taux d'encadrement médical et paramédical par lit, pourcentage d'infirmiers diplômés d'Etat, nombre de spécialistes et nombre de services de spécialités, existence de soins intensifs, de consultations externes, d'un service d'urgence, système d'information etc. sont des éléments structurels des soins. Donabedian y inclut également l'organisation administrative de l'hôpital et l'existence d'un mécanisme formel d'évaluation de la qualité des soins. Les caractéristiques déterminant l'accessibilité aux soins faisant également partie des structures, celles-ci incluent la localisation géographique de l'établissement et les possibilités d'accès ainsi que le mode de financement des soins : l'existence d'une assurance maladie est un élément structurel du système de soins d'un pays.

Dans un pays, un établissement ou un service donnés, les éléments structurels des soins sont relativement stables dans le temps. Ils sont le reflet indirect de la qualité des soins dans la mesure où ils en conditionnent l'existence, la nature, et la quantité. En outre, on présuppose que des structures de qualité contribuent à la production de soins de qualité.

L'évaluation des structures consiste à s'assurer d'abord de leur existence, ensuite de leur état, à savoir qu'elles sont bien adaptées au soin des malades, et de quels malades. Un centre hospitalier général ne peut pas traiter les mêmes malades qu'un centre hospitalier régional et universitaire, de même qu'un dermatologue ne peut pas se livrer à la chirurgie cardio-vasculaire. De la même façon, l'évaluation des structures d'un service particulier consistera à s'assurer qu'il est bien équipé des moyens et des personnels nécessaires au traitement des malades, en toute sécurité pour ceux-ci et pour lui-même. Dans l'évaluation des structures, il ne faut pas oublier les questions d'organisation du travail, de transmission de l'information, de fonctionnement des circuits et des interfaces. Les incidents et accidents observés dans les établissements de soins seraient plus souvent dûs à des défauts dans l'organisation des soins qu'à des fautes professionelles.

A l'échelle d'un pays, l'élaboration et l'évaluation des structures de soin relèvent de la planification et de la gestion des systèmes de soin. A l'échelle d'un établissement, c'est la responsabilité principale de l'administration. Ce domaine particulier de l'évaluation ne sera pas abordé dans cet ouvrage, où nous traiterons essentiellement de l'évaluation des procédures et des résultats des soins, qui relèvent directement de la décision médicale, de ses déterminants, et de ses conséquences.

Les procédures de soin

Ce sont toutes les activités des médecins et des professionnels de soins directement ou indirectement consacrées au diagnostic et au traitement des malades. Donabedian assigne deux dimensions aux procédures de soin : la *dimension technique* et la ***dimension humaine.*** Les deux dimensions sont essentielles à l'accomplissement d'une médecine de qualité et à l'obtention de résultats satisfaisants pour le patient comme pour l'équipe soignante.

Les procédures de soin recouvrent donc l'examen clinique, le choix des examens diagnostiques, des spécialistes consultés, des traitements, l'élaboration de stratégies thérapeutiques, le suivi du malade, la qualité technique des gestes et procédures effectuées, mais aussi : la qualité du dossier du malade, la qualité de la programmation des examens, la préparation de la sortie, et enfin: la qualité de l'information du patient et de sa famille, la qualité des contact humains au cours de l'hospitalisation, mise en confiance du malade, attention portée aux éléments de confort, d'acceptabilité des soins etc.

L'évaluation des procédures est une activité normative. Elle repose sur une appréciation professionnelle de la qualité fondée sur les acquis scientifiques et les valeurs sociales et éthiques de la médecine. Elle apprécie la mesure dans laquelle les activités médicales sont conformes aux normes dérivées de ces valeurs. C'est une évaluation de conformité. Elle repose donc essentiellement sur le jugement professionnel (cf. ci-dessus). Celui-ci présuppose que des procédures de qualité entraînent des résultats de qualité c'est-à-dire satisfaisants pour le malade comme pour le médecin.

Les résultats des soins

Les résultats des soins sont les changements que ceux-ci induisent chez le malade en termes d'état de santé, et qui peuvent être attribués à une intervention médicale donnée. L'évaluation des résultats repose sur la valeur qu'accordent le médecin comme le malade à différents états de santé, d'autonomie, d intégration sociale, etc. Dans ce contexte, la santé est entendue dans un sens global et comprend la qualité de la vie du patient, son bien-être psychologique, social et affectif comme son état et son bien-être physiques. La valeur accordée aux différents états de bien-être repose généralement sur une définition sociale de la santé. En conséquence, contrairement à la qualité des procédures qui repose sur une définition strictement professionnelle, la qualité des résultats repose ou devrait reposer aussi sur l'appréciation portée par le patient lui-même sur l'état dans lequel il se trouve après l'intervention médicale.

Il est souhaitable à cet égard que l'appréciation du médecin et celle du malade soient aussi proches que possible sinon identiques. Or, il est souvent reproché aux médecins de ne pas tenir un compte suffisant de l'opinion des patients dans l'appréciation des résultats de leurs soins. A l'extrême, on en arrive à une définition professionnelle du résultat qui est dissociée des perceptions des patients, et dont l'exemple caricatural serait celui du malade qui "meurt guéri", après une intervention de haute technicité qui a, aux dires de l'opérateur, "parfaitement réussi". Sans aller jusque là, on ne peut nier qu'une certaine indifférence du corps médical vis à vis de la subjectivité des malades ait contribué à la contestation de ce qu'on a appelé le "pouvoir médical".

Les résultats permettent d'apprécier la qualité des soins dans la mesure où l'on suppose qu'ils sont la conséquence des soins. Or ceci n'est que partiellement vrai. Les résultats d'un épisode de soins dépendent de trop nombreux facteurs (outre les soins reçus, l'âge, l'état général, le statut social et professionel, les conditions économiques) pour pouvoir toujours être directement rapportés aux seuls soins. On ne peut attribuer avec certitude un changement d'état de santé à une intervention médicale antérieure qu'après avoir éliminé les autres causes possibles et tenu compte des facteurs intercurrents. Ceci est particulièrement vrai dans les disciplines médicales et les maladies chroniques.

De ce qui précède, il découle que l'évaluation des résultats des soins doit également tenir compte de la *satisfaction des patients* par rapport aux soins reçus. Il faut toutefois préciser que la satisfaction des patients ne mesure pas la qualité technique des soins, mais plutôt la qualité des contacts qui se sont déroulés pendant l'hospitalisation, à savoir la dimension humaine des soins définie par Donabedian. Des malades peuvent en effet être très satisfaits de soins d'une qualité technique médiocre, mais délivrés avec gentillesse, dans un cadre agréable, par des médecins en qui ils ont confiance. La satisfaction n'en constitue pas moins un élément contributif important du succès des soins (p. 146).

Au total, la qualité des soins ne peut s'évaluer ni sur les seules procédures, car des procédures efficaces et techniquement parfaites peuvent ne pas être indiquées pour un malade précis donc être inutiles, ni sur les seuls résultats car ces derniers sont trop multifactoriels pour pouvoir être toujours directement attribués aux seules procédures, ni à fortiori sur la seule satisfaction des patients, mais sur l'association de ces trois éléments fondamentaux des soins.

3. ÉVALUATION IMPLICITE ET ÉVALUATION EXPLICITE. UN EXEMPLE

Tout au long de cet ouvrage on trouvera une alternance entre approches implicites et approches explicites de l'évaluation des soins. L'évaluation implicite est l'évaluation traditionnelle. Elle repose sur le seul jugement clinique de l'évaluateur. Les critères de jugement ne sont pas formulés explicitement. Ils sont supposés connus et acceptés de tous mais ne le sont pas nécessairement puisqu'ils ne sont pas annoncés : ils sont implicites. Les approches explicites au contraire recommandent la formulation écrite de procédures, de critères et de standards formulés collectivement, à partir de la littérature, par ceux-là mêmes qui sont chargés de les appliquer, et acceptés par eux.

Les procédures d'évaluation implicites, reposant sur le seul jugement médical, sont nécessairement subjectives et sujettes aux variations individuelles. C'est pour tenter de limiter celles-ci que les auteurs recommandent aujourd'hui d'être chaque fois qu'on le peut, aussi explicite que possible.

Approches implicites et explicites de l'évaluation ont été étudiées par Brook et coll. dans un article devenu classique que nous allons citer en guise d'exemple [6]. Les auteurs y exposent cinq méthodes de *peer-review* qu'on peut traduire par évaluation collégiale. Il s'agit de la révision du processus de soins et de ses résultats par les médecins eux-mêmes, les "pairs".

Pour évaluer la qualité des soins, faut-il disposer de données de procédures ou de résultats ? Comment faut-il les examiner et qui est habilité à formuler à leur égard un jugement de valeur ? Brook a essayé de répondre à ces questions en comparant cinq approches d'évaluation de la qualité des soins : une évaluation implicite de procédure; une évaluation implicite de résultat; une évaluation implicite de procédure et de résultat ; une évaluation explicite de procédure et une évaluation explicite de résultat.

Dans un hôpital universitaire, sur des patients atteints des trois affections suivantes : infection urinaire, hypertension artérielle et lésion ulcérée gastro-duodénale (ulcéreuse mais aussi possiblement cancéreuse) la qualité des soins fut évaluée suivant ces cinq méthodes pendant cinq mois. Pour chaque affection des critères diagnostiques avaient été préalablement définis.

L'évaluation implicite

Les épisodes de soins des patients sélectionnés furent décrits à partir du dossier médical et d'une interview des patients, cinq mois après leur premier examen à l'hôpital. Le dossier était résumé suivant une méthode structurée pour en compenser les insuffisances, de telle manière que le résumé ainsi établi contienne toutes les informations nécessaires pour former un jugement sur la qualité des soins qui y étaient documentés. La première page du résumé contenait des indications concernant le malade, la maladie et les procédures médicales administrées. La seconde page contenait des informations sur les résultats. Les deux pages étaient séparées par un sceau, de telle façon que le jugement de l'évaluateur sur la qualité des procédures ne soit pas influencée par des indications de résultats.

A la lecture de la première page, les juges formulaient une appréciation sur les procédures à propos desquelles il leur avait été demandé de se centrer sur les plus significatives d'entre elles. Après quoi ils brisaient le sceau et formulaient une appréciation sur les résultats, puis un jugement d'ensemble.

Les juges étaient tous des hospitalo-universitaires. Chaque résumé était revu par trois juges. S'il y avait un désaccord entre eux, la conclusion adoptée par deux d'entre eux était retenue.

L'évaluation explicite

Deux groupes de médecins furent chargés de formuler des critères de procédure pour chacune des trois affections. Les critères devaient être retenus par cinq médecins sur sept pour être adoptés. Des résultats attendus furent définis par groupes de patients en fonction de leurs caractéristiques. Les résultats obtenus furent ensuite comparés aux résultats attendus.

Résultats

1) Evaluations implicites

La qualité des procédures a été jugée bonne dans 23,3 % des cas. Cette qualité variait suivant les diagnostics en cause, les patients atteints d'infection urinaire étant les moins bien soignés. La qualité des résultats a été jugée aussi bonne que possible dans 63,2 % des cas. La qualité globale a été jugée acceptable dans 27,1 % des cas. Il ressort de ces jugements que l'établissement en question accorde davantage d'attention au diagnostic des affections qu'au suivi des patients, ce qui est particulièrement évident dans les cas d'hypertension artérielle.

La validité des jugements implicites sur les procédures a été évaluée par rapport aux résultats. Une relation statistiquement significative entre la qualité des procédures et celle des résultats n'a été retrouvée que pour la culture urinaire (qualité de l'examen bactériologique) et les chiffres tensionnels (prise de la tension artérielle). Les relations entre la qualité des procédures thérapeutiques et les symptômes ou le niveau d'activité des patients se sont révélées non significatives. Ces relations restent toutefois dépendantes du degré de sévérité des jugements portés.

2) évaluations explicites

Le pourcentage de procédures jugées adéquates en fonction des critères retenus varie entre 1,4 et 2 % suivant les groupes de juges, ce qui est très faible.

Les critères de résultat retenus étaient les suivants : mortalité et réduction d'activité pour les trois affections ; persistance des symptômes pour les patients atteints d'infection urinaire ou de lésion ulcéreuse, culture urinaire et chiffres tensionnels pour les patients atteints respectivement d'infection urinaire et d'hypertension artérielle. Seuls ces deux derniers critères furent utilisables, soit en raison du petit nombre d'observations, soit parceque tous les résultats observés à partir des autres critères, notamment la persistance des symptômes, furent pires que ce qu'on attendait. En fonction des deux critères utilisés, 40 % des patients atteints d'infection urinaire et 44% des patients atteints d'hypertension artérielle avaient reçu des soins adéquats.

Commentaires

Ce travail est riche d'enseignements, aussi bien quant'aux méthodes utilisées que quant'aux résultats obtenus. La constatation que l'établissement examiné accorde davantage d'attention au diagnostic des maladies qu'au traitement des malades est opérationnelle sur le plan de la qualité car elle permet de prendre des mesures correctrices.

Il apparaît aussi que la nature des résultats de l'évaluation change avec les méthodes employées, et que les méthodes explicites sont beaucoup plus sévères que les méthodes implicites. En outre, elles se révèlent ici inflationnistes car elles prescrivent des séries d'examens dont tous ne sont pas nécessaires dans tous les cas.

C'est pourquoi le choix des méthodes d'évaluation n'est pas neutre quant'aux résultats, leurs conséquences doivent être prévues, et la sévérité de leur application modulée en conséquence. Ceci est particulièrement vrai, comme nous aurons l'occasion de le voir, à propos des recommandations de pratique clinique (chap. VIII).

RÉFÉRENCES

[1] Donabedian A., "A guide to medical care administration", Vol. II : *Medical care appraisal, quality and utilization,* American Public Health Association, New-York, 1969.

[2] Lee R. Jones L.W., *The fundamentals of good medical care,* Publications of the Committee on the Costs of Medical Care. No.22, Chicago: Chicago University Press, 1933 (cité par Donabedian, (1)).

[3] American Public Health Association, Program Area Committee on Medical Care Administration, *Workshop on Medical Care appraisal - Operational aspects,* New-York: Nov.11, 1966 (Non publié ; cité par Donabedian (1)).

[4] Esselstyn C.B., *Principles of Physician remuneration,* Papers and Proceedings of the National Conference on Labor Health Services: Washington DC, June 16-17, 1958. Washington DC. American Labor Health Association, 1958.

[5] Donabedian A., "Explorations in quality assessment and monitoring", Vol.I. *The definition of quality and approaches to its assessment,* Health Administration Press, Ann Arbor, Michigan, 1980.

[6] Brook R.H., Appel F.A., "Quality of care assessment: choosing a method for peer-review", *NEJM,* 1973;**288**:1323-9.

Chapitre V

Evaluation explicite : le cycle de l'amélioration de la qualité des soins

Toutes les méthodes explicites d'évaluation de la qualité des soins dérivent de la même démarche : *sur une pratique donnée, on définit un standard*[1] *de qualité réaliste pour le contexte dans lequel on se trouve et on tente d'y amener la pratique réelle.* Si cela peut sembler élémentaire à première vue, nous verrons qu'il s'agit d'une procédure dont chaque étape présente des difficultés qui ne peuvent être résolues que par l'application d'une méthodologie structurée. En effet, il faut d'abord choisir le sujet à évaluer (technologie, pratique ou toute forme de problème) dans un esprit pragmatique. Il faut ensuite définir le contenu de la référence sous la forme d'une recommandation pratique et nous avons vu que cela ne coule pas de source. Il faut ensuite réunir autour de cette recommandation le consensus des personnes concernées. Il faut que cette recommandation soit applicable, c'est-à-dire qu'elle tienne compte du contexte local. Pour y conformer la pratique réelle, il faut d'abord la connaître, et comme dans l'état actuel des systèmes d'information hospitaliers ce n'est pas le cas, il faut la décrire. Il faut enfin que cette référence soit appliquée, c'est-à-dire que certains comportements évoluent durablement, et c'est ce qu'il y a de plus difficile à obtenir.

---

1. p. 102.

Figure 3

Le cycle de l'amélioration de la qualité des soins

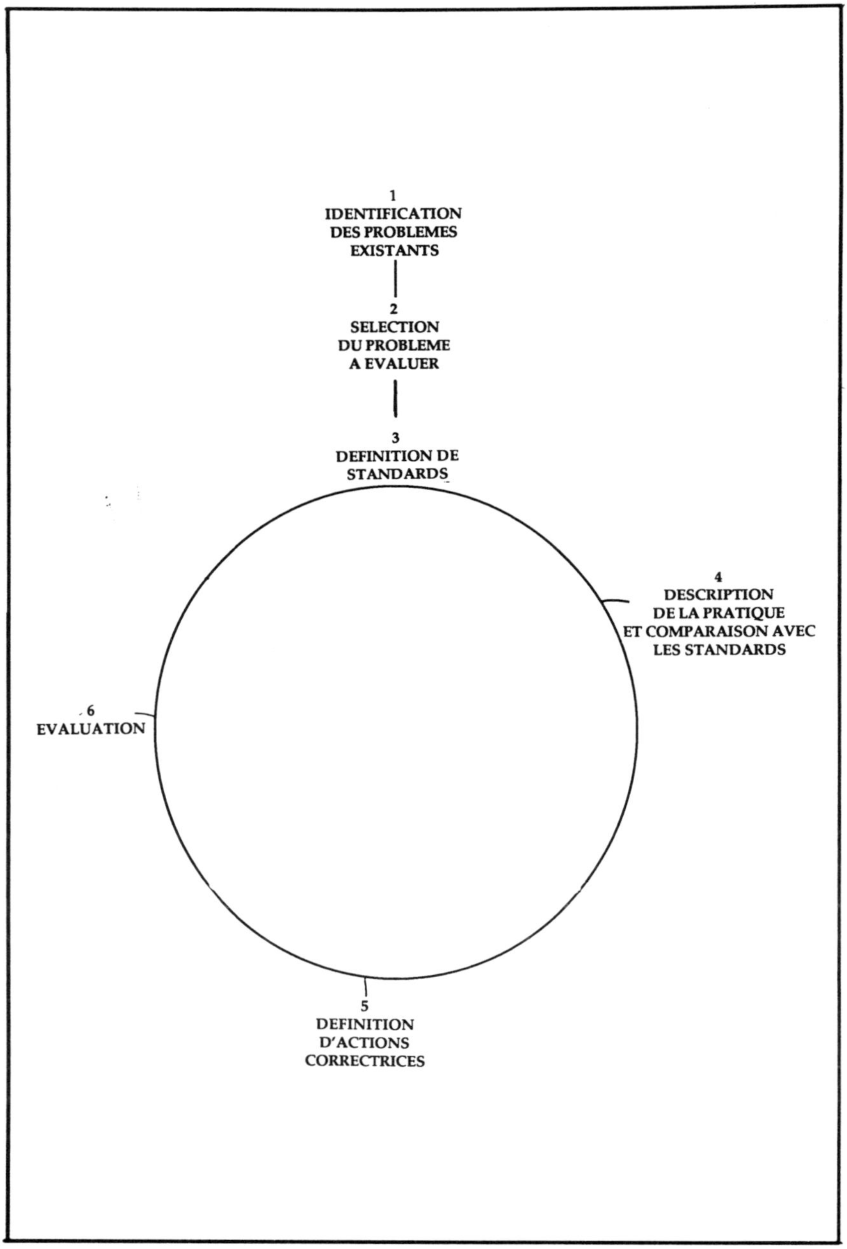

Nous décrivons ci-dessous le cycle en six points qui constitue la démarche fondamentale de l'amélioration de la qualité des soins, suivant une approche de résolution de problèmes. En effet, si l'on cherche à évaluer une procédure donnée dans le cadre d'un service ou d'un établissement de soins c'est généralement que celle-ci pose problème. Cette démarche est adaptée du cycle de l'amélioration de la qualité des produits industriels développée par Shewhart en 1931 [1]. Cette méthodologie est diffusée par le CBO[1] .

Dans ce chapitre nous résumons les six étapes du cycle avant de les reprendre dans le détail au cours des chapitres suivants.

1. IDENTIFICATION DES PROBLEMES EXISTANTS

Les problèmes qui existent dans une organisation de soins sont innombrables et peuvent se manifester de différentes manières: sur le plan médical il peut s'agir d'un taux anormal d'évènements indésirables[2] comme des infections post-opératoires, des accidents transfusionnels trop fréquents, ou une augmentation anormale des plaintes dans un département donné de l'hôpital. Il peut s'agir de la constatation de variations excessives dans une pratique donnée, ou de résultats insatisfaisants dans une autre. Il peut aussi s'agir de problèmes de nature économique comme une consommation estimée excessive de radiographies, d'examens de laboratoire, de médicaments coûteux, de produits sanguins etc , et que l'on souhaite expliquer.

Les problèmes sont parfois évidents (aigus) : un accident transfusionnel, un décès inattendu sont des accidents graves qui doivent automatiquement déclencher une enquête. L'idéal est de pouvoir détecter l'apparition des problèmes avant la survenue d'une crise ou d'un évènement irréparable. Mais les problèmes peuvent aussi être moins visibles car relevant d'habitudes anciennes (problèmes chroniques). Il faut pourtant les détecter et les corriger comme les autres.

L'identification des problèmes sera traitée dans le chapitre VI.

1. Institut d'évaluation des soins hospitaliers en Hollande. V. lexique.
2. Evénements indésirables, événements iatrogènes, v. p. 60.

Tableau 2

Les six points du cycle de l'évaluation

1. Identification des problèmes existants ;
2. Choix du problème à évaluer ;
3. Définition de recommandations de pratique clinique et de standards de qualité ;
4. Description de la pratique réelle, comparaison avec les standards de qualité et analyse des écarts éventuellement constatés ;
5. Définition de mesures correctrices; modification des comportements ;
6. Vérification de l'impact obtenu au cours d'une réévaluation ultérieure.

2. CHOIX DU PROBLÈME A ÉVALUER

On choisit de résoudre un problème ou d'évaluer une technologie dans le but d'améliorer la qualité des soins. C'est pourquoi, dans la multitude des problèmes qui se posent dans une institution, le choix du problème à évaluer doit se faire dans un souci de coût-efficacité : il faut choisir un problème dont la solution soit accessible avec les moyens locaux et qui ne soit pas plus coûteuse encore que ce qu'elle est censée résoudre. Le choix des problèmes et/ou des technologies à évaluer répond à un certain nombre de critères présentés par Eddy. Williamson quant à lui propose une procédure structurée de sélection du problème à évaluer adaptée des méthodes de jugement de groupe[1]. On les trouvera au chapitre VII.

3. DÉFINITION DE RECOMMANDATIONS DE PRATIQUE CLINIQUE ET DE STANDARDS DE QUALITÉ

Une fois l'objet de l'évaluation fixé : examen d'une pratique, d'une technologie, solution d'un problème, il faut définir, en termes

1. V. p. 83.

explicites et par écrit, la procédure de référence ou le degré de qualité souhaités pour le sujet retenu, compte tenu des contraintes de l'environnement local, c'est-à-dire des moyens et du recrutement de l'hôpital.

Il y a deux sources de définition de la référence : la littérature scientifique et l'opinion des experts. Nous avons vu que la littérature scientifique n'est pas sans poser de problèmes, mais il existe des méthodes pour les maîtriser. Les experts quant'à eux peuvent être choisis à l'intérieur de l'établissement mais aussi à l'extérieur, au sein d'une discipline, d'une société savante ou même à l'étranger. Certains peuvent souhaiter organiser une procédure de groupe du type conférence de consensus à l'échelle de leur établissement ou organiser un jugement de groupe classique, mais c'est difficile et nous n'y sommes pas encore habitués en France. La référence définie se traduit par la rédaction d'un protocole ou recommandation de pratique clinique (*guideline*) et de standards de qualité. Pour que les standards ou les recommandations soient observés, il est indispensable qu'ils soient acceptés par ceux qui sont chargés de les appliquer, d'où l'importance de les faire participer au maximum à leur élaboration.

On trouvera les méthodes d'élaboration des recommandations de pratique clinique au chapitre VIII.

4. DESCRIPTION DE LA PRATIQUE RÉELLE, COMPARAISON AVEC LES RECOMMANDATIONS ET STANDARDS DE QUALITÉ ET ANALYSE DES ÉCARTS

Une fois la référence définie, la pratique réelle, telle qu'elle se déroule effectivement dans le service ou l'établissement, doit être décrite. En effet, et contrairement à ce que l'on pourrait penser, les pratiques réelles ne sont pas nécessairement connues de ceux-là mêmes qui les exercent tous les jours, et la description d'une pratique dans un document écrit est souvent très informative pour l'équipe de soins. La description de la pratique prend généralement la forme d'une étude descriptive classique avec définition, recueil et analyse de données. Elle peut être rétrospective, à partir des dossiers médicaux. Mais, du fait de la faible fiabilité des informations contenues dans les dossiers médicaux, elle peut avec profit être prospective, basée sur des données préalablement définies à partir de la référence.

Une fois la pratique réelle documentée, elle doit être comparée à la référence définie. Si des écarts sont constatés entre la référence et la pratique, ils doivent être analysés et expliqués. De tels écarts peuvent être dûs à une référence trop sévère, inadaptée aux conditions locales d'exercice de l'établissement: plateau technique, recrutement, etc. C'est alors la référence qui doit être mieux adaptée aux contraintes locales. Mais plus fréquemment, les écarts constatés sont dûs à certains aspects de la pratique qui doivent alors être corrigés (Chapitre IX).

5. DÉFINITION DE MESURES CORRECTRICES ET MODIFICATION DES COMPORTEMENTS

Cette "instruction" du problème permet, une fois la réalité analysée, de définir les mesures à prendre pour le corriger. Ces mesures pourront concerner soit les structures de soin : par exemple nécessité d'investir dans un équipement ou de modifier certains horaires de fonctionnement du plateau technique, soit les procédures de soin : mettre à jour les connaissances, modifier les comportements, soit certaines modalités de l'organisation ou des circuits des soins, soit encore sur les interactions entre deux ou trois de ces éléments.

Souvent, il s'agit de modifier des comportements devenus routiniers, c'est-à-dire d'induire un changement dans les habitudes : c'est la plus grande difficulté de l'évaluation.

L'application des mesures correctrices décidées exige un effort soutenu d'explication et de motivation des personnels concernés. Ces derniers seront d'autant plus durablement mobilisables qu'ils auront participé à l'analyse de la pratique et à la définition des recommandations.

(Chapitre IX, fin).

6. VÉRIFICATION DE L'IMPACT DES MESURES PRISES AU COURS D'UNE RÉÉVALUATION ULTÉRIEURE

C'est une étape essentielle et généralement négligée. En effet, si l'on ne vérifie pas que les mesures arrêtées soient effectivement mises en oeuvre et entraînent l'effet attendu, tout le processus que nous venons de décrire aura été un exercice intellectuel amusant mais inutile. L'étude de l'impact des mesures correctrices est indispensable et doit être prévue dans le protocole même de l'évaluation si l'on veut que celle-ci ait un effet réel sur la pratique. Cet impact se mesure au cours d'une réévaluation qui se fait au bout d'un nombre de mois à déterminer au cas par cas (6, 12, 18 mois ...).

Nous l'avons dit, qu'il s'agisse de corriger une dysfonction ou de modifier une pratique médicale pour en améliorer la qualité, les études d'évaluation recommandent souvent des modifications de comportement. Celles-ci ne sont pas impossibles à obtenir, mais sont infiniment plus difficiles à faire durer. En effet le contexte stimulant d'une expérience innovante peut entraîner ceux qui y participent à modifier momentanément leur comportement, mais avec le temps, l'inertie des habitudes reprend le dessus. Les seules expériences d'évaluation qui aient entraîné un résultat durable sont celles qui maintiennent un effort répété de pédagogie et de sensibilisation au problème au cours des années, nous en verrons des exemples dans le chapitre sur la prescription des examens complémentaires (chap. XI). Parallèlement, l'impact sur les pratiques doit continuer à être évalué, et les comportements ajustés en fonction de l'évolution des connaissances, qui est rapide en médecine comme chacun sait. L'évaluation ne doit pas figer les comportements, elle est un cycle permanent. Ceci implique un suivi permanent de l'activité à partir d'une série d'indicateurs qui devraient être fournis par le système d'information de tout hôpital.

RÉFÉRENCES

[1] Shewhart W.A. *Economic control of quality of a manufactured product,* New-York : D. Van Nostrand, 1931, cité par Gottlieb L.K., Margolis C.Z., Schoenbaum S.C., "Clinical practice guidelines at an HMO: development and implementation in a quality improvement model", QRB Fev.1990:80-6.

Chapitre VI

Identification des problèmes à évaluer : utilisation du dossier médical

"Le dossier du malade est la mémoire écrite de toutes les informations concernant un malade, constamment mises à jour, dont l'utilisation est à la fois individuelle et collective."

Francis Roger [1]

Nous l'avons dit et chacun le sait, dans toute organisation de soins les problèmes sont nombreux. Leur détection, leur solution et leur prévention dans le but d'améliorer la qualité des soins est la fonction de l'évaluation médicale. Mais devant l'ampleur de la tâche il est nécessaire d'adopter une démarche structurée.

D'abord, qu est-ce-qu'un problème ? *Dans un contexte de soins, on entend par problème tout diagnostic, examen ou traitement, ou tout aspect des soins comme les urgences, les soins infirmiers, la communication médecins-malades, etc., qui se révèle difficile à gérer, est une source de mécontentement pour les patients comme pour les médecins, et diminue la qualité générale des soins délivrés dans l'établissement* [2].

Leonard et Miller citent deux grands types de problèmes: les problèmes aigus et les problèmes chroniques.

Les problèmes aigus sont s'expriment par une modification soudaine et défavorable d'un ou plusieurs aspects des soins : infections, mortalité, erreurs transfusionnelles, etc. Ils se manifestent généralement par une situation de crise. Ils pourraient être détectés avant, si toutefois les indicateurs correspondants existaient et étaient régulièrement consultés. Les problèmes aigus sont dans ce cas relativement faciles à corriger. Mais il faut noter que la solution d'un problème aigu ne fait que restaurer l'établissement à son niveau de qualité antérieur, qui n'est pas nécessairement le meilleur.

Les problèmes chroniques sont représentés par des situations défavorables existant depuis longtemps et de ce fait moins faciles à détecter. Ils sont aussi moins faciles à corriger que les précédents car ils exigent généralement des modifications qui touchent souvent à des comportements devenus des habitudes: défauts d'hygiène, absence de communication, gaspillage.

La survenue d'un problème aigu peut mettre en évidence l'existence d'un problème chronique, *et ce n'est qu'en corrigeant les problèmes chroniques que l'on améliore véritablement le niveau de qualité des services d'un établissement.*

Comment détecter les problèmes qui existent dans un établissement hospitalier ? Concernant les problèmes de qualité des soins, la meilleure méthode et la plus évidente devrait être de les dépister par l'examen des dossiers médicaux.

L'utilisation du dossier du malade pour toute activité d'évaluation médicale: identification ou dépistage des problèmes, évaluation des procédures et/ou des résultats des soins, pose d'abord la question de la qualité du dossier lui-même. L'objet de ce livre n'est pas de traiter du dossier médical. Il s'agit toutefois, avec celui de l'information médicale dont il est indissociable, du problème majeur auquel est actuellement confrontée la gestion médicale des unités de soin. Vus la qualité médiocre et le caractère aléatoire des informations qui y sont recueillies dans la plupart des services hospitaliers en France, le dossier médical est le plus souvent inutilisable, dans son état actuel, pour l'évaluation de la qualité des soins. *Il devrait pourtant en être l'instrument principal.* Il faudrait pour cela qu'il réponde techniquement à la définition citée ci-dessus. C'est encore trop rarement le cas [3].

On trouvera en annexe I l'essentiel des standards requis par la JCAHO[1] pour le dossier médical aux Etats-Unis, qu'il s'agisse de services d'hospitalisation, d'urgences, ou de consultation. Ce n'est que lorsque les dossiers médicaux répondront à ces caractéristiques qu'ils pourront être utilisés pour évaluer la qualité des soins et aussi pour de nombreux travaux de recherche.

1. LA RÉVISION SYSTÉMATIQUE DES DOSSIERS MÉDICAUX

A la suite d'une recommandation du Collège Royal des Médecins[2], les médecins anglais ont institué la pratique de l'audit médical dans leurs hôpitaux [4]. Cet audit se déroule souvent à partir de la révision des dossiers médicaux. Cette dernière peut se dérouler de deux façons : soit par la révision d'un échantillon aléatoire de dossiers d'un service, soit par la révision des dossiers qui concernent un problème pathologique particulier.

Heath présente un exemple de la première approche [5]. Dans son établissement, un échantillon aléatoire de dossiers d'un service donné a été examiné chaque semaine par les membres d'un autre service, lesquels ont examiné la qualité de l'information consignée à l'admission et au cours de l'hospitalisation, la pertinence des examens demandés et des traitements prescrits, la promptitude de la rédaction du compte-rendu d'hospitalisation et le contenu de celui-ci, l'évidence du degré de communication des médecins avec les malades et entre eux. Les dossiers ont été prélevés au hasard par les secrétaires du service. Les réunions ont rassemblé services cliniques et médico-techniques. L'évaluation a été totalement implicite, fondée sur le seul jugement des évaluateurs.

Les enseignements tirés de cette révision des dossiers sont d'abord qu'elle est possible, qu'elle peut se dérouler dans une relative sérénité, et se révéler profitable pour tous. De nombreuses erreurs initialement passées inaperçues ont ainsi été identifiées, (par exemple la prescription de spironolactone à un malade dont la kaliémie était supérieure à 6 mmol/l.), et ont permis de revoir les mécanismes de la pratique quotidienne. Cette révision a surtout permis de constater que la majorité des prescriptions se font plus par habitude qu'en fonction de considérations médicales explicites. La réflexion engendrée par la révision des dossiers s'est révélée utile à tous et l'on a vu progressivement les pratiques s'harmoniser et la qualité de la documentation dans les dossiers s'améliorer globalement. Heath re-

1. *Joint Commission on the Accreditation of Health Care Organizations*, V. lexique.
2. *Royal College of Physicians, R.C.P.*

marque qu'il est toutefois nécessaire d'instituer un mécanisme pour s'assurer que les problèmes identifiés soient effectivement traités et résolus, en en confiant par exemple la responsabilité à une personne précise.

Williams et coll. ont effectué une révision semblable, mais à partir des dossiers concernant tous les patients hospitalisés pour un accident vasculaire cérébral [6]. Il ont explicitement défini les critères devant être recherchés dans les dossiers à savoir : délai d'admission, réalisation d'un scanner, consignation des décisions prises après investigations, prescription d'aspirine, information des familles, durée de séjour et mortalité, mais sans toutefois préciser de standards quantifiés (p. 102), à cause de la nouveauté de l'entreprise. Cette approche a permis d'évaluer à la fois la qualité de la prise en charge des AVC et celle du remplissage des dossiers. Les auteurs ont ainsi pû constater qu'il existait des variations considérables dans l'évaluation clinique du malade à l'entrée et à la sortie dues à la subjectivité de l'interprétation des données médicales. Le mode de prise en charge a également été discuté. Après l'obtention de commentaires écrits de la part des participants à l'évaluation, des recommandations ont été formulées, qui servent de référence pour les évaluations ultérieures.

2. IDENTIFICATION DES ÉVÈNEMENTS IATROGÈNES SURVENANT AU COURS D'UNE HOSPITALISATION PAR L'EXAMEN DES DOSSIERS MÉDICAUX

Au cours d'une hospitalisation, un événement indésirable est un événement qui ne va pas dans le sens de l'évolution le plus favorable possible de l'état de santé du patient. Cet événement est iatrogène lorsqu'il est dû à la négligence médicale ou infirmière.

Un évènement iatrogène est donc défini comme *tout évènement défavorable pour le patient qui découle de l'intervention médicale, sans être dû à son état de santé.*

Identifier les évènements iatrogènes pour prévenir leur survenue est une fonction importante de l'évaluation des soins. Mais comment en assurer la détection systématique et surtout comment être sûr qu'ils sont dûs à la négligence médicale ? Dans le contexte médico-légal qui leur est propre, les Américains ont un *gold standard* pour définir un évènement iatrogène : il s'agit de *tout évènement pouvant donner lieu à une indemnisation financière en faveur du malade.* Dans notre culture, il serait préférable de disposer d'un mécanisme qui permette l'identification et la prévention des évènements iatrogènes en fonction du jugement médical, sans attendre d'en arriver là.

La méthode classique pour identifier des évènements indésirables est celle que nous avons décrite au paragraphe précédent. Elle repose sur la révision de dossiers médicaux par des évaluateurs qui fondent leur appréciation sur leur seul jugement (évaluation *implicite*). Aux Etats-Unis, cette approche est considérée comme peu rigoureuse, la validité des jugements n'étant généralement étayée par aucun critère objectif et leur réplicabilité étant faible. Brennan et coll. ont entrepris, à Boston, l'étude d'un échantillon de 30 000 dossiers médicaux pour y évaluer le taux d'évènements iatrogènes survenant à des patients hospitalisés [6].

Les auteurs procèdent en deux temps: dans un premier temps, ils recherchent la présence d'évènements indésirables inclus dans une liste prédéfinie puis, dans un deuxième temps ils vérifient que ces derniers, lorsqu'ils existent, sont attribuables à la négligence médicale. A partir d'une liste de 16 évènements qui sont généralement associés à des résultats indésirables pour les patients (v. tableau 3), les dossiers médicaux sont examinés pour voir si un de ces évènements y figure. Ce "dépistage" peut être réalisé par du personnel non médical préalablement formé pour cela.

Dans un deuxième temps, les dossiers contenant un des 16 évènements pré-définis, sont analysés par plusieurs médecins à l'aide d'un formulaire spécifique (*Adverse Event Analysis Form* ou AEAF, disponible auprès des auteurs sur demande[1]) qui aide l'évaluateur à déterminer si le patient a souffert un dommage et si ce dommage était dû à la négligence médicale. L'évaluateur s'exprime par un score allant de 0 à 10, 0 dégageant sans équivoque la responsabilité médicale, 10, au contraire, l'impliquant absolument. Toutes les notes intermédiaires sont autorisées à l'exception du 5, indéterminé. Tout score supérieur à 5 affirme la nature iatrogène de l'évènement indésirable et met en jeu la notion de négligence médicale. Celle-ci est définie comme un manquement aux standards de qualité exigés du praticien moyen au cours de l'année de l'hospitalisation en question. Des circonstances atténuantes ou aggravantes sont prises en considération et sont également notées de 0 à 10 à l'exception de la note moyenne. Ayant testé cette méthode sur un échantillon de 360 dossiers, les auteurs ont trouvé pour le premier temps (dépistage) un taux de faux négatifs de 6 % seulement, et une valeur prédictive négative de 99,5 %. La valeur prédictive positive est plus faible, mais les auteurs sont attachés à la sensibilité de leur instrument de dépistage davantage qu'à sa spécificité. Dans la deuxième phase, la réplicabilité des jugements médicaux, mesurée par le coefficient kappa, atteint les meil-

1. S'adresser à Troyen A. Brennan, Division of General Medicine, Departement of Medicine, Brigham and Women's Hopital, 75 Francis Street, Boston, MA 02115, Etats-Unis.

leurs scores. La validité des jugements médicaux sur les dossiers positifs, contrôlée par des médecins séniors, est également bonne. Les auteurs concluent que leur instrument permet d'augmenter la validité et la réplicabilité des jugements médicaux lors de la révision des dossiers à la recherche d'évènements indésirables d'origine iatrogène.

Tableau 3

Evénements indésirables à dépister dans les dossiers médicaux

- HOSPITALISATION ANTERIEURE AU COURS DE L'ANNEE ECOULEE SI LE PATIENT A MOINS DE 65 ANS, AU COURS DES 6 DERNIERS MOIS S'IL A PLUS DE 65 ANS ;
- REHOSPITALISATION POSTERIEURE AU SEJOUR EXAMINE, QUEL QUE SOIT L'HOPITAL DE DESTINATION ;
- ECHEC OU IATROGENIE SUIVANT UN TRAITEMENT MEDICAL ;
- TRAUMATISME SUBI AU COURS DE L'HOSPITALISATION ;
- EFFET SECONDAIRE MEDICAMENTEUX EN COURS D'HOSPITALISATION ;
- TRANSFERT EN UNITE DE SOINS INTENSIFS ;
- TRANSFERT DANS UN AUTRE HOPITAL DE SOINS AIGUS ;
- RETOUR EN SALLE D'OPERATION AU COURS DE LA MEME HOSPITALISATION ;
- TRAITEMENT MEDICAL OU CHIRURGICAL CONSECUTIF A UNE PROCEDURE INVASIVE ;
- INFARCTUS DU MYOCARDE, ACCIDENT VASCULAIRE CEREBRAL OU EMBOLIE PULMONAIRE AU COURS OU A LA SUITE D'UNE PROCEDURE INVASIVE ;
- PRESENCE D'UN DEFICIT NEUROLOGIQUE A LA SORTIE ;
- TEMPERATURE > 38°3 AVANT OU LE JOUR DE LA SORTIE ;
- ARRET CARDIAQUE OU RESPIRATOIRE, INCLUANT UN SCORE D'APGAR A 5 MINUTES < 6 ;
- TOUTE COMPLICATION DE L'ACCOUCHEMENT OU DE L'AVORTEMENT ;
- DECES ;
- AUTRES...

Le dépistage global (*generic screening*) des évènements indésirables a été critiqué pour son manque de spécificité [8]. Il comporterait un taux excessif de faux positifs, entraînant une perte de temps considérable en révisions de dossiers qui ne contiendraient en fin de compte aucune évidence de négligence médicale. Son rapport coût-efficacité serait donc défavorable.

Toutefois, toute approche systématique de révision des dossiers médicaux est préférable à la négligence qui prévaut actuellement en cette matière dans la plupart des services hospitaliers. Quelles qu'en soient les insuffisances, il s'agit d'une méthode qui présente au moins deux mérites: attirer l'attention de l'équipe qui s'y livre d'une part sur l'existence des évènements iatrogènes et la possibilité de les prévenir, d'autre part sur la qualité des dossiers médicaux, l'instrument de dépistage le plus sensible ne pouvant dépister d'incident qui n'y soit pas consigné.

3. L'ÉVALUATION DE LA FRÉQUENCE DE SURVENUE D'ÉVÈNEMENTS INDÉSIRABLES AU COURS DE L'HOSPITALISATION DES MALADES A RISQUE : *THE ADVERSE PATIENT OCCURRENCE INVENTORY (APO)* [9]

L'APO est un instrument qui permet d'évaluer la fréquence de survenue d'évènements indésirables chez des patients hospitalisés à risque de iatrogénie.

L'APO se présente comme une liste (un inventaire) de 15 évènements indemnisables face à 2 colonnes (v. tableau 4). Sur la première colonne est consigné le risque encouru par le patient de subir l'évènement figurant sur cette ligne. Sur la seconde colonne est notée la survenue effective ou non de l'évènement. Risque et évènement sont notés par 1 ou 0 suivant qu'ils existent ou non. Par exemple, tout malade hospitalisé est à risque d'encourir une infection nosocomiale. Il sera donc noté 1 sur la première colonne face à l'item 6 du tableau pour tout malade hospitalisé. Sur la deuxième colonne, il sera noté 1 ou 0 face au même item suivant qu'une infection est effectivement survenue ou pas. Les autres items de la liste dépendent de l'état du patient.

Tableau 4

SCORE APO [9]

Evénements	*A risque*	*Présent*
1a. Admission pour suites iatrogéniques de soins ambulatoires au cours des 6 derniers mois.		
1b. Si oui, ces soins ont-ils été dispensés dans cet hôpital ?		
2a. Admission pour complications ou prise en charge incomplète de problèmes ayant entraîné une hospitalisation au cours des 6 derniers mois (sauf pour non compliance du patient).		
2b. Si oui, l'hospitalisation a-t-elle eu lieu dans cet hôpital ?		
3. Transfert en soins intensifs pour aggravation inattendue.		
4. Arrêt cardiaque ou respiratoire inattendu.		
5. Ablation, blessure ou réparation imprévus d'un organe ou d'une structure interne après procédure invasive.		
6. Infection absente à l'admission mais apparaissant au cours du séjour (nosocomiale).		
7. Transfert dans une autre structure de soins aigus pour déterioration de l'état général.		
8. Déficit neurologique présent à la sortie qui n'existait pas à l'admission (coma, traumatisme nerveux dû à une injection, convulsions d'origine médicamenteuse).		
9. Transfusion d'une unité ou plus de sang entier pour une raison autre qu'une hypovolémie due à des pertes sanguines importantes (chirurgie, traumatisme, hémorragie digestive) ou à une exsanguino-transfusion.		
10. Compte-rendu anatomo-pathologique et/ou d'autopsie sans rapport avec le diagnostic.		
11. Administration d'antibiotiques sans antibiogramme préalable.		
12. Survenue d'autre(s) évènement(s) indésirable(s) ; 1 : précisé ; 0 : non précisé.		
13. Au cours de ce séjour, le malade a-t-il dû attendre un placement en service de suite ; 1 : oui ; 0 : non.		
Total		
Taux de survenue (col.2/col.1)		

Une fois les deux colonnes remplies, le rapport du total de la colonne 2 (évènement) par le total de la colonne 1 (risque) exprime le *taux de survenue d'évènements indésirables.* Idéalement égale à 0 (aucun évènement indésirable), plus la valeur du rapport se rapproche de 1, plus il est survenu d'évènements indésirables, indiquant un possible problème dans la surveillance des malades à risque.

Les risques encourus n'étant pas les mêmes pour tous les malades hospitalisés, la liste peut en être modifiée en fonction des diagnostics présentés par les malades concernés. Des aménagements de l'APO par spécialité sont ainsi envisageables.

Utilisation. L'APO est un instrument qui permet de détecter la survenue d'incidents iatrogènes chez des malades à risque. Il peut être utilisé pour un malade particulier comme pour un groupe de malades (service, hôpital). Dans la mesure où il exprime un ratio de survenue d'évènements indésirables chez des patients à risque, qui auraient donc dû faire l'objet d'une surveillance particulière, le chiffre de l'APO peut être considéré comme un indicateur de la qualité des soins. L'APO identifie la nature des incidents iatrogènes, les malades chez lesquels ils sont survenus, mais pas les raisons qui les ont provoqués. Là aussi, celles-ci ne peuvent être élucidées, donc corrigées puis prévenues, qu'avec un examen attentif du dossier de chaque malade dont le ratio est jugé insatisfaisant.

RÉFÉRENCES

[1] Roger F.H., *Le résumé du dossier médical. Indicateur informatisé de performance et de qualité des soins,* Thèse d'Agrégation, Université Catholique de Louvain, Belgique, 1982.

[2] Léonard M.S., Miller J.L., "Problem solving: a common thread in quality assurance programs", *Journal of the Society for Health Systems,* 1989,1:5-15.

[3] Sur le dossier médical, on consultera utilement les deux ouvrages suivants :

Grémy F., *Informatique médicale, op. cit.* , chap.8 ;

Degoulet P., Fieschi M., *Traitement de l'information médicale. Méthodes et applications hospitalières,* Paris, Masson, 1991.

[4] Shaw C., *Medical Audit. A Hospital Handbook,* King's Fund Center, Londres, 1989.

[5] Heath DA., "Random review of hospital records", *BMJ*, 1990, **300**:651-2.

[6] Williams J.G., Kingham M.J., Morgan J.M., Davies A.B., "Retrospective review of hospital patient records",*BMJ*, 1990,**300**:991-3.

[7] Brennan T.A., Localio R., Leape L.L., et coll. "Identification of adverse events occurring during hospitalization", *Annals of Internal Medicine* 1990;**112**:221-6.

[8] Sanazaro P.J., Mills D.H., "A critique of the use of generic screening in quality assessment". *JAMA*, 1991;**265**:1977-81.

[9] Panniers T.L., Newlander M.S., "The adverse patient occurrence inventory: validity, reliability and implications", *QRB*, Sept.1986:311-5.

Chapitre VII

Choix du problème à évaluer

Devant le nombre de problèmes qui existent à tout moment dans un établissement hospitalier, le choix de celui ou de ceux qu'on va "traiter" en priorité doit dépendre de considérations d'efficacité. On évalue un problème, une technologie, une pratique, dans le but d'améliorer la qualité des soins dispensés aux malades, au meilleur coût. Dans cette optique, Williamson a développé le concept d'*Achievable Benefit Not Achieved* (ABNA), c'est-à-dire de "bénéfice accessible non atteint"[1]. Un bénéfice accessible non atteint est une amélioration de la qualité des soins ou de l'efficience[1] de l'établissement à qualité égale, qu'il est possible d'obtenir dans le cadre des moyens existants, mais qui n'est pas réalisé dans les faits à cause d'un ensemble de raisons comme la négligence, la passivité, le poids des habitudes, le manque de temps etc. L'évaluation médicale et ses suites doit permettre d'obtenir ce bénéfice.

Les éléments qui entrent en jeu pour la définition des priorités dans la plupart des organismes d'évaluation[2] sont les suivants :

1) *l'importance médicale* du problème en question, importance qui se traduit soit par sa prévalence ou sa gravité s'il s'agit d'un problème pathologique, soit par l'importance de l'effet attendu s'il s'agit d'une technologie ; et/ou

---

1. p. 112.
2. On trouvera en annexe II la liste des critères de choix des principaux organismes d'évaluation américains.

2) *son caractère problématique*: il faut, s'il s'agit d'une technologie ou d'une procédure, que son mode d'utilisation soit controversé, et que d'importantes variations soient constatées dans sa pratique ; et/ou

3) *son importance économique*, et

4) *l'efficacité attendue de l'évaluation* dans le contexte où l'on se trouve et avec les moyens dont on dispose ; il est inutile en effet, et démotivant, de s'attaquer à des problèmes dont la solution est irréaliste et/ou dépasse les compétences de l'établissement.

Nous présentons deux méthodes de sélection des problèmes à évaluer en priorité. La première est spécifiquement destinée aux équipes hospitalières, la seconde, plus ambitieuse, est prévue pour des évaluations à l'échelle nationale. Nous la présentons néanmoins, surtout pour décrire les étapes du raisonnement qu'elle préconise.

1. LA MÉTHODE DE WILLIAMSON

Pour aider les équipes hospitalières à établir leurs priorités en évitant un trop grand élément d'arbitraire dû à des facteurs subjectifs (par exemple de pouvoir ou de personnes) au sein de l'institution, Williamson a mis au point une procédure décisionnelle structurée, qui permet de sélectionner en priorité les thèmes d'évaluation les plus "rentables", c'est-à-dire ceux dont la solution apportera le plus de bénéfice au moindre coût [1]. Les bénéfices attendus se définissent en termes de santé pour les malades, de qualité de travail pour l'équipe soignante, d'efficacité ou d'efficience[1] pour l'établissement.

Il s'agit essentiellement de *formaliser la procédure du choix* du problème à évaluer en :

a) constituant un *"comité de sélection" des thèmes* à évaluer, de préférence multidisciplinaire, comportant aussi des personnels infirmiers et des représentants de la direction ;

b) utilisant une *procédure strucurée de jugement de groupe* pour établir les priorités avec objectivité ;

c) dressant des listes (*checklists)* d'éléments à prendre en considération pour effectuer ces choix. Le tableau 5 présente l'exemple d'une telle liste.

La procédure du choix commence par la réponse aux trois questions suivantes :

---

1. V. p. 112.

— A-t-on suffisamment d'arguments qui démontrent que l'amélioration souhaitée est possible à obtenir ?

— Les dysfonctions sont-elles évidentes ou nécessitent-elles une étude (du travail en plus) pour les démontrer ?

— L'amélioration attendue vaut-elle l'effort et le temps consacrés à l'obtenir ?

Si la réponse aux trois questions est positive, la procédure peut commencer. Elle s'inspire de la méthode des groupes nominatifs (p. 84). Elle comporte cinq étapes :

Choix d'un comité de sélection des thèmes à évaluer

Il est souhaitable que ce comité ne comporte pas plus d'une douzaine de membres. Il doit assurer une représentation équilibrée des principaux départements cliniques et médico-techniques de l'établissement ainsi que des personnels infirmiers et administratifs de manière à assurer la représentation de tous les points de vue du fonctionnement hospitalier et mieux apprécier ainsi l'impact réel des différents problèmes sur les patients ou sur le fonctionnement de l'établissement. S'il existe un comité d'évaluation dans l'établissement, cela peut être lui, ou certains de ses membres, qui assurent cette tâche.

Réunion préparatoire (2h.)

Cette réunion doit permettre au comité de sélection de faire le bilan des problèmes existant dans l'établissement, par exemple : examiner la liste des plaintes, les durées de séjour par pathologies, les chiffres d'utilisation de produits stratégiques comme les produits sanguins, les antibiotiques et/ou les médicaments les plus coûteux, le taux des infections nosocomiales, la nature des incidents et accidents survenus aux malades hospitalisés etc. Ces problèmes doivent être envisagés en fonction des considérations évoquées plus haut: fréquence, gravité, coût-bénéfice de l'évaluation, etc. C'est le type même de données que le comité d'évaluation, s'il existe, doit suivre régulièrement.

Une fois la liste des problèmes établie, la distribution d'un choix approprié d'articles de la littérature concernant les problèmes évoqués doit permettre aux membres du comité de se documenter en vue de faire des choix pertinents.

Le temps passé à se réunir étant toujours un problème, la réunion préparatoire ne doit pas durer plus de deux heures.

Tableau 5

Eléments à examiner pour l'établissement des priorités [1]

Caractéristiques du (des) patient(s) :

- biologiques
- psychosociales, socioéconomiques
- facteurs de risque

Caractéristiques du problème :

- vues par le patient
- vues par le médecin
- complexité
- étiologie
- stade
- bénéfices attendus de l'intervention médicale

Caractéristiques de la structure :

- type de personnel
- type de spécialité
- systèmes d'information disponibles
- plateau technique
- alternatives à l'hospitalisation traditionnelle

Caractéristiques des soins requis :

- moyens diagnostiques
- moyens de prévention et de traitement
- planification des interventions
- bilan du malade
- besoins d'éducation et de conseil
- continuité des soins
- problèmes juridiques et éthiques

Besoins administratifs et financiers

Période dite d'"incubation" (3-4 semaines)

Une période de réflexion de trois à quatre semaines peut alors s'écouler pendant laquelle les membres du comité de sélection examinent sur le terrain la réalité des problèmes évoqués lors de la réunion préparatoire, leurs conséquences en termes de fonctionnement et de qualité des soins, et lisent la littérature existante à ce sujet, toujours dans l'esprit d'identifier le problème dont le traitement apportera au service ou à l'établissement le bénéfice le plus important au moindre coût.

Réunion d'établissement des priorités (2h.)

L'objectif de cette réunion est de dresser une liste de thèmes à évaluer en priorité dans l'hôpital. C'est évidemment l'étape la plus importante de la procédure. Toujours pour les mêmes raisons, elle ne doit pas durer plus de deux heures c'est pourquoi, pour être efficace, elle doit avoir été préparée. En effet, les membres du comité de sélection, après la réunion préparatoire, la lecture de la littérature conseillée et la période d'incubation sont maintenant plus au fait de la portée et des implications sur le terrain des problèmes évoqués, et de ce fait plus à même de faire rapidement les choix les plus pertinents.

La réunion comporte sept étapes :

1) *L'introduction*, au cours de laquelle le président de séance rappelle la procédure et les objectifs de la réunion : établir la liste hiérarchisée des problèmes de l'établissement qu'il serait le plus profitable de soumettre à évaluation. Cette introduction ne doit pas durer plus de dix minutes.

2) *Une première liste individuelle de problèmes à évaluer* est ensuite rédigée par chaque participant. Williamson préconise de dresser cette liste sur un formulaire structuré spécifiquement préparé à cet effet. Chaque problème évoqué est ensuite examiné à la lumière des éléments énumérés dans la liste reproduite dans le tableau 5, à savoir : caractéristiques des patients, caractéristiques du problème, de la structure, etc. Cette deuxième étape ne doit également pas durer plus de dix minutes.

3) *La définition collective d'une liste de problèmes prioritaires* est ensuite dressée par le président de séance qui demande à chaque participant de citer le problème qu'il juge le plus urgent et le plus profitable à évaluer parmi ceux qui figurent sur sa liste. Les problèmes ainsi proposés sont listés visiblement sur un paper-board ou un transparent. Après avoir répété la procédure deux ou trois fois, on obtient une liste de problèmes jugés prioritaires par les participants. Chacun de ces problèmes doit alors être

examiné en fonction des quatre éléments principaux de la checklist : malades concernés, caractéristiques du problème, des prestataires de soin, changements nécessaires pour obtenir le bénéfice attendu. Tout ceci devrait pouvoir être fait en trente minutes.

4) *La pondération individuelle des priorités.* Chaque membre du comité pondère chaque problème cité en fonction de ce qu'il pense de son caractère coût-efficace en termes de qualité des soins c'est-à-dire : 1) que le bénéfice recherché est accessible ; 2) que les déficiences actuelles sont facilement démontrables ; 3) que l'amélioration obtenue vaut l'effort dépensé pour l'obtenir. Cette pondération se fait sur un formulaire spécifique et ne doit pas prendre plus de cinq minutes.

5) *Synthèse des pondération individuelles* par le coordinateur du groupe. Dix minutes.

6) *Discussion générale et révision des priorités.* Les pondérations de chacun sont revues par le groupe. Les divergences sont analysées, discutées et éventuellement modifiées en fonction de la discussion. Les critères de pondération pourront être revus pour certains thèmes. Cette étape, importante aussi bien pour le choix des problèmes que pour la valeur pédagogique de la discussion, peut durer 50 minutes.

7) *Etablissement de la liste définitive.* Le produit de cette réunion est une liste hiérarchisée de problèmes à résoudre pondérés en fonction de leur coût-efficacité en termes d'amélioration de la qualité des soins.

Choix du problème à résoudre en priorité

Cette liste est soumise à l'instance décisionnelle de l'hôpital, en France la CME, qui fait alors son choix.

*

* *

Cette approche du choix des problèmes à résoudre présente des avantages et des inconvénients. Commençons par les inconvénients.

Inconvénients :

1. Les médecins hospitaliers sont encore peu familiarisés avec les procédures de jugement de groupe. Celle-ci, du fait de son extrême rigueur, peut susciter leur scepticisme.
2. Etant donné qu'il s'agit d'une procédure de groupe, elle est plus consommatrice de temps que si une seule personne décidait des problèmes à évaluer.
3. Le bon déroulement de la procédure exige un coordinateur qui ait une bonne connaissance de la méthode et soit ferme dans son application sans pour autant tomber dans un autoritarisme excessif.
4. La procédure exige un investissement énergétique important, surtout pour préserver l'objectivité des débats.

Avantages :

1. Une plus grande motivation des personnes impliquées dans la procédure, que lorsque la décision est le fait d'un seul.
2. Le caractère pédagogique de la discussion qui permet aux participants d'acquérir une vision plus large et plus efficiente des problèmes de qualité des soins.
3. Les facteurs locaux sont mis en évidence et pris en considération dans les choix.
4. Enfin, le choix des problèmes à résoudre s'effectue avec la participation d'un maximum de personnes concernées, l'implication des institutions représentatives de l'établissement, et la part d'arbitraire et d'intérêt personnel dans les décisions s'en trouve de ce fait réduite au minimum.

2. TAPSS : TECHNOLOGY ASSESSMENT PRIORITY SETTING SYSTEM

Eddy décrit un modèle pour le choix d'une technologie ou d'une procédure médicales à évaluer dit TAPSS: *Technology Assessment Priority Setting System* fondé sur *l'estimation des résultats attendus d'une évaluation médicale* [2]. Le schéma est le suivant: il part du principe que l'objectif de toute évaluation médicale est d'améliorer la santé d'un malade ou d'une population. Toute évaluation médicale doit donc produire la chaîne d'informations suivantes :

EVAL ⇒ RESULTAT ⇒ MODIF.UTILIS.[1] ⇒ MODIF.RESULTATS
⇒ IMPACT MALADE

IMPACT MALADE IND. X MALADES POT./AN[2] X ANNEES
= IMPACT POPULATION

1. Modification de l'utilisation ; 2. Malades potentiels par an

Toute évaluation doit en effet produire un résultat, qu'on peut estimer. Ce résultat doit à son tour amener un certain nombre de praticiens à modifier leur utilisation de la technologie ou de la procédure évaluée dans un sens que l'on peut également estimer. Cette modification des pratiques doit à son tour entraîner une modification des résultats de la technologie ou de la procédure en question sur la santé de chaque patient qui la subit (par exemple, augmentation de 0,2% de la probabilité de survie à 5 ans pour tel cancer). Lorsque ce changement d'état de santé est quantifié pour un patient donné, on obtient une estimation de l'impact de l'évaluation sur la population en multipliant l'impact sur le malade individuel par le nombre de malades potentiels par an et par le nombre d'années pendant lequel on veut suivre l'évolution de cette technologie ou procédure. On obtient ainsi une estimation de l'impact global de l'utilisation d'une technologie ou d'une procédure sur une situation pathologique donnée, que l'on peut opposer aux conséquences de sa non-utilisation, qui doivent être connues également. En estimant ainsi l'impact de différentes évaluations envisagées, on pourra choisir celle que l'on estime le plus profitable à mener en fonction du modèle.

Les facteurs dont il faut tenir compte pour parvenir à des estimations aussi pertinentes que possible sont les suivants :

— *les résultats d'autres évaluations* en étant attentif à leur provenance : les conclusions de l'évaluation d'un nouveau procédé d'imagerie peuvent varier suivant qu'elles proviennent d'un organisme scientifique ou de l'industrie ;

— *les décisions politiques,* relatives par exemple au niveau de remboursement ou à la procédure d'homologation peuvent affecter de façon importante l'utilisation d'une technologie ou d'une procédure ;

— *les indications* qui requièrent l'utilisation d'une technologie ou d'une procédure données et les modifications d'indication qui pourraient résulter de l'évaluation, entraînant des changements d'utilisation ;

— *les groupes d'utilisateurs :* chaque groupe d'utilisateur d'une technologie ou d'une procédure (prescripteurs et patients) a ses modes d'utilisation spécifiques. Nous avons déjà abordé les facteurs qui influencent les différents modes de prescription (v.chap. II), ils sont d'ordre essentiellement local, ce sont eux qui induisent les variations des pratiques et les controverses qui en résultent. Ils devraient être connus pour pouvoir estimer aussi valablement que possible les différents impacts que pourraient avoir les résultats de l'évaluation sur les différents modes d'utilisation.

— *la période de temps* couverte par l'évaluation, et le *stade de diffusion* de la technologie ou procédure considérée, c'est-à-dire son âge. On peut estimer par exemple que les résultats d'une évaluation n'auront d'effet que dans les années 3, 4 et 5, et diminueront au cours des années 6 et 7. L'âge de la technologie en question peut modifier ces projections.

D'autres facteurs à considérer dans ces estimations sont :

— les autres technologies ou procédures existantes ayant la même finalité ;

— les incitations de différente nature existant pour ou contre l'utilisation de la technologie ou procédure en question (préférences des prescripteurs, demande du public, problèmes médico-légaux...) ;

— la crédibilité des organismes évaluateurs ;

— le mode de diffusion des résultats de l'évaluation ;

— l'"histoire naturelle" de la technologie.

Il est évident que toute estimation de ce type comportera une part de jugements subjectifs, mais ce modèle, destiné comme toute méthode à structurer la pensée, a précisément pour objectif d'en limiter autant que possible les aléas. La subjectivité s'exercera ici dans l'estimation de l'effet de chaque facteur considéré sur l'utilisation de la technologie évaluée. Elle sera encadrée par la liste pré-établie des facteurs à considérer et la connaissance des différents déterminants de l'utilisation.

RÉFÉRENCES

[1] Williamson J.W., "Formulating priorities for Quality Assurance activities. Description of a method and its application", *JAMA*, 1978,**239**:631-7.

[2] Eddy D., "Selecting technologies for assessment", *Int. J. of Technology Assessment in Health Care*, 1989;**5**:485-501.

Chapitre VIII

Recommandations de pratique clinique

Le problème fondamental de l'évaluation des soins est celui de la définition de la référence, c'est-à-dire de ce qui constitue "la bonne pratique". Il est en effet insuffisant de dire qu'une médecine de qualité implique un diagnostic correct et des soins approppriés. Encore faut-il spécifier comment y arriver en pratique. La difficulté de trouver une conduite à tenir indiscutable dans la littérature (p. 14 et suiv.) rend nécessaire de le définir. C'est le rôle des recommandations de pratique clinique, et des critères et standards (v. chap. suivant) utilisés comme indicateurs de la qualité des soins.

1. LES RECOMMANDATIONS DE PRATIQUE CLINIQUE (RPC)

Définition

"Une recommandation de pratique clinique (RPC) est la description argumentée et spécifique, formulée à partir d'une analyse formalisée de la littérature scientifique et de l'opinion des experts, de la meilleure conduite à tenir dans des circonstances pathologiques *précises."* [1]

Les RPC (*guidelines*) ont pour objectif d'aider le praticien à prendre la décision médicale la plus appropriée dans un contexte dont le degré d'incertitude naturel est aggravé par la complexité actuelle de la science médicale et l'abondance des informations. Les RPC constituent ainsi une référence sur laquelle il est possible de s'appuyer aussi bien pour prendre une décision médicale que pour évaluer la qualité de la pratique réelle dans un service ou un établissement.

En pratique, une RPC doit contenir les informations suivantes :

— des informations à caractère scientifique sur l'efficacité théorique (*efficacy*)[1] de la procédure évaluée telle qu'elle ressort des essais thérapeutiques et de la littérature ;

— l'évaluation de ses bénéfices pour la santé par rapport à ses effets secondaires ;

— l'évaluation de son coût, et celle de ses avantages par rapport à ce coût ;

— par rapport à une situation pathologique donnée, une liste hiérarchisée des alternatives diagnostiques ou thérapeutiques possibles en fonction de leur coût-efficacité.

Le choix entre les différentes alternatives possibles se fait alors en fonction d'arguments objectifs et explicites.

Caractéristiques

Pour atteindre leur objectif, c'est-à-dire pour être acceptées et utilisées par les médecins, les RPC ne doivent pas se limiter à la seule description des actions proposées, mais doivent *expliciter chaque étape du raisonnement sur lequel elles reposent ainsi que les résultats attendus* de chacune des alternatives envisagées. Pour cela, les RPC doivent être [1,2] :

1) *concrètes* : elles doivent décrire clairement les circonstances cliniques précises au cours desquelles la procédure ou la démarche concernée est, *ou n'est pas*, recommandée ;

2) *détaillées* : les *circonstances cliniques* en question doivent être détaillées et/ou chiffrées (valeurs-seuil de chiffres biologiques, localisation et taille de la tumeur etc.) ; les *caractéristiques des patients* doivent être décrites et les recommandations différenciées en fonction des principales formes cliniques et/ou du stade d'évolution de la maladie, de l'âge du patient etc. ; les *qualifications des praticiens* appelés à effectuer la démarche/procédure en question doivent être spécifiées (spécialité, expérience), ainsi que le *contexte de soins* dans lequel celle-ci doit être effectuée

1. p. 112.

(ambulatoire, hospitalier, niveau d'intensité de soins, etc...).

3) *précises* : le *degré de normativité* de la recommandation et les *marges d'incertitude subsistantes* doivent être précisés : une recommandation peut être *absolue* : à observer dans tous les cas ; ou *relative* : à n'observer que dans certaines circonstances ; danc ce cas, des instructions doivent être données pour l'adaptation de la RPC aux différentes formes cliniques ou aux différents contextes de soin où la procédure peut être effectuée ;

4) *argumentées et vérifiables* : les *raisons* pour lesquelles la procédure/démarche est ou n'est pas recommandée doivent être exposées ainsi que les *bases scientifiques* (ou les *données subjectives*, si c'est le cas) qui ont conduit à cette recommandation. Si un consensus n'a pû être obtenu il faut le dire, ainsi que les raisons pour lesquelles c'est le cas. Les *résultats* cliniques, biologiques ou de confort attendus par l'application de la procédure en question doivent être exprimés avec précision, et si possible chiffrés. Les *alternatives thérapeutiques possibles* pour obtenir les mêmes résultats doivent être décrites également et les raisons pour lesquelles elles n'ont pas été retenues exposées. A efficacité médicale égale, les éléments de coût doivent être pris en considération ;

5) *utilisables dans un contexte quotidien de soins* et pour cela rédigées dans un style clair, simple et précis. Les développements théoriques doivent être limités au minimum et réservés à l'explication des conduites recommandées ;

6) *authentifiées* : les noms et qualités des auteurs de la RPC doivent être cités ainsi que les références de la littérature et les sources du financement éventuel du travail qui a abouti à la recommandation.

Une recommandation de pratique clinique peut donc être un document d'une certaine importance. Il faut toutefois veiller, toujours dans un souci pratique, de la limiter à une dimension qui reste facilement utilisable.

Modes d'élaboration

L'élaboration d'une RPC comporte toujours au minimum deux étapes : après le choix du sujet, d'abord une *synthèse de l'information scientifique* existante par le moyen d'une revue de la littérature, ensuite une formulation de la recommandation par un *groupe d'experts.*

1) Le Choix du sujet. Il est soumis aux mêmes règles que tout thème d'évaluation. On se reportera au chapitre II.

2) La revue de la littérature

Elle a pour objectif la *synthèse et l'intégration de l'information médicale* existant sur le sujet traité [3]. C'est un préalable essentiel à la prise de décision, mais un préalable difficile compte tenu de l'abondance de cette information, de sa qualité inégale et de ses résultats parfois contradictoires (p. 17). Comme toutes les activités relatives à l'évaluation médicale, et pour atteindre son but qui est l'information objective du praticien, la revue de la littérature doit acquérir les caractéristiques d'une activité scientifique, c'est-à-dire qu'elle doit obéir à une méthode systématique et structurée.

Nous décrivons ci-après brièvement les deux grands types de revues de la littérature : les *revues "narratives"*, les plus fréquentes, et les *revues structurées* ou *"méta-analyses"*, de plus en plus fréquentes, et qui, bien faites, apportent une qualité d'information plus sûre que les premières.

a) *Les revues narratives*

Il s'agit d'une liste plus ou moins complète des publications parues sur un sujet d'intérêt, d'une synthèse de leurs conclusions, éventuellement de quelques commentaires sur leur méthodologie assortis de l'opinion de l'auteur sur le tout. C'est de cette façon que sont réalisées la grande majorité des revues de la littérature, et comme pour tout ce qui ne répond pas à une méthode structurée, on y trouve le meilleur et le pire, la qualité de l'information obtenue variant en fonction des compétences et des objectifs de l'auteur.

Si, entre les mains d'un spécialiste chevronné, ces revues narratives sont souvent de grande qualité, leurs limites sont évidentes et dues essentiellement à la trop grande place laissée à la subjectivité de l'auteur, aussi bien pour le choix des articles dont les critères de sélection ne sont pas toujours annoncés, que pour les conclusions tirées de leurs résultats, d'autant plus hasardeuses que les articles examinés sont nombreux, parfois contradictoires, et qu'il est tenu un compte variable de leur méthodologie. Il arrive qu'on aboutisse ainsi à ce que Jenicek appelle une "bouillabaisse impressionnniste d'informations indigestes"[1] et sans valeur informative objective. La méthode utilisée

1. M. Jenicek, "Méta-analyse en médecine", *op. cit.*, p. 101.

dans chaque étude étant essentielle à l'interprétation de ses résultats, elle doit être connue du lecteur.

Jenicek propose trois critères de qualité pour une revue narrative de la littérature : définir au préalable et clairement énoncer au départ :

— les objectifs de la recherche (la question posée) ;
— les critères de sélection des articles ;
— les critères d'évaluation de leurs résultats.

Mais devant l'importance et la difficulté d'évaluer l'information médicale, l'adoption d'une méthode plus systématique s'impose.

b) *La méta-analyse*

Le terme de méta-analyse s'applique à toute méthode qui utilise les statistiques pour combiner les résultats de plusieurs études indépendantes en vue d'estimer l'effet d'une procédure ou d'une variable sur un objet défini. Delahaye et coll. distinguent essentiellement l'approche qualitative et l'approche quantitative de la méta-analyse [4].

La méta-analyse qualitative consiste à pondérer les différentes études en fonction de la qualité de leur méthode.

La méta-analyse quantitative consiste à combiner les résultats de différentes études pour réaliser une étude unique dont la puissance statistique est supérieure. Dans les faits les deux approches sont souvent associées.

Au total la méta-analyse est une méthode d'intégration statistique des résultats de la littérature sur un sujet donné, dont l'objectif est d'évaluer la solidité d'une évidence à des fins de prise de décision [3].

Ce qui caractérise la méta-analyse par rapport aux revues dites narratives est son caractère structuré qui repose sur deux caractéristiques essentielles : *la sélection des articles sur la base de critères d'inclusion préétablis,* et *l'analyse statistique (ou la combinaison) des résultats* des articles sélectionnés.

La méta-analyse est un travail scientifique qui doit être mené suivant un protocole connu du lecteur. C'est un processus complexe qui comporte plusieurs étapes, notamment :

1) *la formulation précise de la question* à laquelle on cherche à répondre ;
2) *une recherche bibliographique* aussi complète que possible, ne se limitant pas à une recherche automatisée mais

incluant éventuellement des données non publiées et les résultats d'enquêtes auprès de sources diversifiées comme l'industrie pharmaceutique ou les organismes officiels, en vue d'atténuer l'importance du biais de publication favorable aux résultats positifs ;

3) *l'analyse de la qualité de chaque étude* en fonction de sa pertinence par rapport à des critères de sélection dont le choix doit être explicité dans le protocole. Ces critères sont différents suivant la nature de la question posée : diagnostic, recherche étiologique, ou essai clinique, les plus fréquents. Les travaux non retenus doivent être cités, ainsi que la raison de leur exclusion. Pour préserver l'objectivité des conclusions, il est recommandé que cette analyse soit menée par deux personnes au moins et les études rendues non identifiables ;

4) *la combinaison et l'analyse statistique des résultats des études sélectionnées,* étape fondamentale de toute méta-analyse. C'est une procédure statistique complexe qui doit associer plusieurs techniques, de préférence celles qui pondèrent les études en fonction de leur qualité et qui teste l'homogénéité de leurs résultats.

5) *l'interprétation des résultats de cette analyse.*

La condition essentielle de toute méta-analyse est que des critères uniformes et préalablement établis soient appliqués à l'examen de chaque étude incluse dans l'évaluation ainsi qu'à la combinaison des résultats de l'ensemble. Ces critères doivent être connus.

Critères de qualité :

La question de la qualité se pose pour les méta-analyses comme pour toute autre publication. Pour juger de la qualité d'une méta-analyse il est recomandé de connaître les huit éléments suivants [5] :

1) la manière dont a été conduite la recherche bibliographique : revues et autres sources utilisées, période de temps couverte, références non publiées, communications personnelles, etc. ;

2) les critères selon lesquels les articles ont été sélectionnés ;

(ces deux premiers items permettent d'apprécier jusqu'à quel point on peut généraliser les résultats de la méta-analyse, c'est-à-dire à quel type de patients on peut les appliquer) ;

3) le nombre d'articles sélectionnés dans un premier temps et celui des articles inclus dans l'analyse après l'application des critères de sélection ;

4) les paramètres des études considérées retenus comme unités d'analyse pour l'analyse statistique des résultats (valeur moyenne, écart-type, t-test, etc.) ;
5) s'il a été tenu compte dans l'analyse de la méthodologie des études considérées ;
6) si les résultats analysés sont quantifiés ou sont des estimations ;
7) l'homogénéité des études considérées sur le plan des patients, des traitements, de la méthodologie, des mesures de résultats ;
8) les méthodes statistiques utilisées pour l'analyse ou la combinaison des résultats.

(les cinq derniers items illustrent la technique de méta-analyse utilisée).

*
* *

Dans le processus d'élaboration d'une RPC, la méta-analyse une fois terminée, ses conclusions doivent être appréciées par un groupe d'experts qui, en fonction de la somme d'expérience qu'ils représentent, en tireront les recommandations pratiques qu'ils jugeront appropriées.

3) Les jugements de groupes d'experts

Le jugement de groupes d'experts est utilisé aux Etats-Unis depuis les années 60 pour aider à la prise de décision et notamment à la prévision en l'absence de données objectives, dans le cadre de différentes politiques publiques (défense, éducation, santé, problèmes sociaux). En médecine, les jugements de groupe sont utilisés avec une fréquence croissante pour élaborer des recommandations de pratique clinique en l'absence ou en complément de données scientifiques. Là aussi, *il s'agit de structurer la prise de décision* de manière à en réduire autant que possible les éléments de subjectivité et d'arbitraire. Les deux méthodes de jugement de groupe les plus utilisées sont la méthode Delphi et la technique des groupes nominatifs [6,7].

a) *La méthode Delphi*

Mise au point par la RAND Corporation, la méthode Delphi est une consultation anonyme d'experts en trois étapes principales :

1) l'obtention, sur un problème donné, par questionnaire ou interview, de l'opinion anonyme d'un certain nombre d'experts qui ne se connaissent pas ;
2) la modification des premières opinions émises par des consultations itératives et toujours anonymes des mêmes experts ;
3) la mise au point d'une opinion définitive par le traitement statistique de la somme des opinions formulées.

La méthode Delphi se déroule par correspondance et les participants ne sont jamais face à face. L'on évite ainsi les inconvénients de l'interaction personnelle (conflits de pouvoir, de personnes), mais aussi ses avantages (clarification des idées par la discussion, résolution de problèmes par la dynamique de groupe). Cette méthode présente toutefois l'avantage de permettre la consultation de nombreux experts sans leur imposer de déplacement.

b) *La technique des groupes nominatifs*

Elle vise à dresser une liste hiérarchisée d'idées ou de solutions à un problème donné, par ordre d'importance. Schématiquement, elle comporte les étapes suivantes :

1) chaque participant dresse par écrit une liste de réponses à un problème ou d'opinions, par ordre d'importance ;
2) les réponses ou opinions sont ensuite discutées par le groupe sans obligatoirement identifier leur auteur mais chacun peut défendre son point de vue ;
3) on aboutit enfin, après de nombreux tours, à une liste définitive de réponses, ou d'opinions, établies par ordre d'importance.

Cette méthode permet à chacun de s'exprimer tout en bénéficiant des avantages de la dynamique de groupe. La méthode de J. Williamson pour choisir un problème à évaluer, que nous avons décrite chap. VII est une adaptation de la technique des groupes nominatifs.

Ainsi, les RPC sont rédigées par des groupes d'experts *ad hoc*, qui se basent sur la synthèse de l'information scientifique qui leur est fournie ou qu'ils élaborent eux-mêmes. Basées sur la synthèse et l'intégration de l'information médicale additionnées au jugement d'un groupe d'experts, les RPC représentent "le mariage de la science, de l'expérience et de l'opinion" [1].

Une formule alternative pour élaborer des RPC : les Conférences de Consensus [8,9]

Les Conférences de Consensus (CC) sont une méthode originale pour élaborer des recommandations de pratique clinique. Initiées aux Etats-Unis en 1977 par les National Institutes of Health (NIH)[1], elles ont pour objectif d'établir l'efficacité et l'innocuité d'une technique ou d'une pratique médicale controversée et de déterminer s'il est utile pour la collectivité d'en financer la diffusion, d'une part sur le plan médical, mais aussi sur le plan social, éthique, humain et économique. C'est-à-dire que les CC doivent établir la "valeur d'usage" pour la société d'une technique ou d'une pratique médicale controversée en surmontant les divergences existantes par l'obtention d'un consensus suivant une méthodologie particulière.

La méthode des CC s'inspire du "tribunal scientifique" ou *science court*. Le concept de tribunal scientifique a été proposé dans les années 70, toujours aux Etats-Unis, pour tenter de résoudre des conflits d'experts dans des domaines techniques comme l'environnement. Pour ce faire, le tribunal scientifique crée un "espace", une cour, au sein duquel les adversaires échangent leurs arguments devant un jury composé de "juges" scientifiques choisis pour leur compétence mais aussi pour leur objectivité. L'objectivité des juges est recherchée en les choisissant dans des domaines de compétence voisins mais non identiques au sujet discuté. Le tribunal scientifique se limite à des questions de caractère strictement scientifique, cherchant à éliminer du débat toute interférence liée à des systèmes de valeur conflictuels, contrairement aux CC, qui cherchent au contraire à intégrer dans leur évaluation des facteurs sociaux et humains.

Pour parvenir à l'élaboration de ce double consensus technique et "sociétal", les CC empruntent au *modèle judiciaire*, où des témoins sont écoutés par des juges impartiaux, au congrès scientifique au cours duquel des experts discutent de leurs travaux devant leurs pairs, mais aussi au forum public où, comme dans l'Agora antique, toute personne concernée peut librement exprimer son opinion sur l'objet du débat.

Dans cet esprit, une CC comporte trois types d'acteurs : d'abord des *experts*, encore appelés témoins, qui sont notamment des spécialistes du sujet discuté, chargés de présenter la synthèse des connaissances scientifiques sur la question. Ils représentent l'aspect "congrès scientifique" de la conférence. Le sujet des CC étant toujours un sujet controversé, les différentes écoles de pensée doivent être exprimées par les experts au cours du débat, qui doit être contradictoire. En particulier, les aspects économiques, sociaux, éthiques et juridiques, doi-

1. *National Institute of Health*. V. lexique.

vent également être abordés lorsque c'est pertinent. C'est pourquoi les experts ne sont pas exclusivement des médecins, mais peuvent être aussi des économistes, des épidémiologistes, des juristes, etc, en tant que l'exigent les différentes implications du sujet traité.

Les CC se déroulent devant un *public* qui doit être large. Dans certains pays, notamment en Grande-Bretagne, elles sont ouvertes aux non-médecins. Le public a pour fonction d'argumenter les communications des experts en les contestant au besoin, à la lumière de sa propre expérience de praticien, de malade, ou de décideur politique et/ou administratif. Sa présence doit permettre de confronter les connaissances scientifiques des experts avec l'expérience quotidienne du prescripteur (ou du malade), en replaçant la pratique médicale dans son contexte concret et quotidien. Le public des CC représente, bien sûr, le côté "agora" de l'exercice.

Enfin le *jury*, ou panel, dont les débats sont dirigés par un président, élément du "modèle judiciaire", est l'élément fondamental de la conférence car c'est lui qui est chargé de rédiger les recommandations pratiques, c'est-à-dire de surmonter les contradictions de la littérature et ses divergences avec l'expérience pour aboutir à un "jugement" : *la définition d'une conduite à tenir optimale, compte tenu de l'état de la science, des données de l'expérience, et des contraintes de l'environnement.* Comme pour les juges du tribunal scientifique, ce qu'on demande au jury d'une CC est l'objectivité et la neutralité. Chargé de recommander des pratiques, il est évident que les enjeux impliqués ne sauraient permettre qu'aucun de ses membres soit lié par un quelconque intérêt particulier d'ordre intellectuel, matériel ou corporatiste au secteur d'activité considéré. A cet égard, le rôle du président du consensus est essentiel et son choix une des étapes les plus importantes de la préparation de la conférence.

Les CC durent entre un et trois jours. Classiquement, à la fin de la conférence, le jury doit présenter ses conclusions sous la forme d'une recommandation de pratique clinique. Celle-ci, qui doit être une *aide à la décision pour le praticien*, a pour vocation d'infléchir les pratiques médicales dans le sens recommandé. Elles doivent être largement diffusées pour atteindre leur objectif. Comme toute RPC, elles ne constituent toutefois qu'une orientation, une aide à la décision, et ne doivent pas être une contrainte pour le prescripteur.

Les CC comportent donc les étapes obligatoires de l'élaboration de RPC que sont la synthèse de l'information scientifique et son interprétation par un jugement de groupe. Leur originalité réside dans l'aspect de "consultation populaire" adopté pour résoudre une controverse de nature scientifique et dans la nature "sociétale", débordant les aspects strictement techniques, des consensus recherchés [10].

Depuis 1977, les NIH ont organisé une centaine de CC. La procédure a été adoptée, avec des variantes, dans plusieurs pays d'Europe et plus récemment en France. Les Etats-Unis et les Pays-Bas se sont limités à l'obtention de consensus de nature technique (efficacité, sécurité) alors que d'autres pays (Grande-Bretagne, pays scandinaves) ont débordé l'aspect technique pour aborder un consensus social plus global.

On peut discuter de la validité du consensus comme base d'élaboration d'une RPC, ou d'énonciation de la vérité médicale, puisqu'en fin de compte, c'est cela qui est recherché. Pour Eddy [11] il ne s'agit le plus souvent que d'une subjectivité collective qui vient se substituer à la subjectivité individuelle, le rôle du groupe n'étant pas d'analyser, mais de dégager une doctrine. Donabedian a consacré de longs développements à la validité du consensus [12]. Il distingue la *légitimité* d'une proposition de sa *validité*. Pour lui, si le consensus ne constitue pas un fondement de validité scientifique, il fonde du moins la légitimité professionnelle d'une RPC.

A ce point, il est essentiel de rappeler que jamais une RPC, d'où qu'elle émane, ne doit être considérée comme une contrainte pour le médecin praticien. Il s'agit simplement, comme son nom l'indique, d'une stratégie recommandée dont les étapes et les arguments ont été explicités sur des considérations qu'on espère objectives. A l'extrême, la plus grande utilité d'une RPC est de savoir pourquoi on ne la suit pas.

2. LES RPC EN PRATIQUE

Aux Etats-Unis, en dehors du programme de conférences de consensus des NIH, de nombreuses organisations médicales ont entrepris d'élaborer des recommandations de pratique clinique. Il s'agit aussi bien de sociétés savantes: American Medical Association (AMA), American College of Physicians (ACP), que de la Commission d'accréditation des Hôpitaux, la Joint Commission on Accreditation of Health Care organizations, ou différents PRO[1]. Cet effort est soutenu par le Congrès américain qui espère par ce moyen rationaliser la prescription médicale et diminuer la part des soins inappoppriés dans les dépenses de santé.

Nous présentons ci-après quelques exemples de programmes d'élaboration de RPC.

---

1. PRO : *Professional Review Organizations.* (v. lexique).

a) Le *Clinical Efficacy Assessment Project* (CEAP) de l'*American College of Physicians* (ACP) [13]

Regroupant 63 000 médecins de toutes les spécialités médicales, l'ACP est engagé depuis la fin des années 70 dans l'élaboration de recommandations de pratique clinique. A partir de 1981, cet effort s'est structuré et a pris la forme du *Clinical Efficacy Assessment Project* (ou projet d'évaluation de l'efficacité clinique). La particularité de ce programme est d'agir en collaboration avec la compagnie d'assurances médicales Blue Cross-Blue Shield qui détient la plus grande part du marché privé de l'assurance maladie aux Etats-Unis, en lui fournissant des recomandations de prise en charge. L'ACP pense en effet que l'implication des sociétés savantes médicales dans l'élaboration des politiques de remboursement est seule à pouvoir éviter une emprise trop exclusive de la rationalité économique dans ce domaine. Les principes qui régissent la rédaction des recommandations du CEAP sont les suivants :

- Toujours avoir pour objectif de financer de manière adéquate des services médicaux efficaces ;
- Eviter les incitations en faveur de soins excessifs, inappropriés ou inefficaces ;
- Fonder les recommandations sur des données objectives et quantifiables plutôt que sur des anecdotes subjectives ou des opinions personnelles ;
- Accepter les modifications de la pratique quand elles reposent sur des bases solides ;
- Tenir compte des préférences du patient.

Initialement basé sur le seul consensus implicite d'experts, depuis 1981 le CEAP repose sur une procédure systématique qui associe une revue de la littérature avec méta-analyse et cotation des articles en fonction de la qualité de l'évidence présentée, des techniques d'analyse de la décision médicale, la révision des recommandations par les sociétés de spécialités *ad hoc*, et la publication des recommandations dans les *Annals of Internal Medicine*. Les méthodes employées pour l'élaboration de chaque recommandation sont explicitement annoncées en préambule.

L'ACP reconnaît que toutes les RPC, les siennes comprises, sont sujettes à controverses, mais il table sur la transparence et l'objectivité des méthodes employées pour maintenir le débat sur un plan scientifique.

Les évaluations du CEAP portent sur l'efficacité, la sécurité et le coût des examens diagnostiques, des traitements et des procédures médicales. Leur objectif consiste à déterminer pour les praticiens des conduites à tenir médicalement appropriées et coût-efficaces, ainsi qu' à servir de base à l'enseignement et à l'élaboration des politiques de remboursement. Depuis 1986, le CEAP est également ouvert à des personnalités ou des organisations extérieures à l'ACP.

Quelques recommandations publiées par le CEAP figurent dans le tableau suivant :

Tableau 6

Recommandations du CEAP (Extraits)[1]

- Imagerie de la vésicule biliaire dans la suspiscion de cholécystite
- La coloscopie dans le traitement du cancer colique
- Le vaccin de l'hépatite B
- Comment évaluer la vésicule biliaire
- Le bilan du malade après un infarctus du myocarde récent
- La thrombolyse dans l'infarctus du myocarde en évolution
- La densitométrie osseuse
- L'utilisation des examens diagnostiques pour le dépistage et le bilan des lésions mammaires
- Les examens disagnostiques dans le cancer du sein: stratégies diagnostiques basées sur les probabilités diagnostiques
- L'endartériectomie carotidienne
- La nutrition parentérale chez les patients en cours de chimiothérapie anticancéreuse
- Le méthotrexate dans l'arthrite rhumatoïde: indications, contr'indications, efficacité et sécurité

....

1. Les recommandations du CEAP sont publiées dans les *Annals of Internal Medicine*. On peut aussi se les procurer en écrivant à Linda Johnson White, Director, Scientific Policy, American College of Physicians, Independence Mall West, 6th Street at West, Philadelphia, PA 19106-1572. Etats-Unis.

b) Le Harvard Community Health Plan (HCHP) [14]

Le HCHP est un groupe médical organisé sur le modèle d'un HMO[1] regroupant plusieurs centaines de médecins traitants et couvrant 400 000 membres sur 35 sites. Se basant sur le cycle d'amélioration de la qualité que nous avons décrit, et considérant qu'une des étapes fondamentales de cette amélioration est l'établissement de standards de qualité[2], le HCHP a élaboré un programme de développement d'algorithmes cliniques dit *Algorithm Based Clinical Quality Improvement Process* ou "Procédure d'amélioration de la qualité des soins à l'aide d'algorithmes cliniques." Il faut noter que ce programme s'adresse à une organisation de soins ambulatoires, mais rien n'interdit d'en appliquer les principes aux soins hospitaliers.

L'objectif du programme est "d'améliorer les capacités des cliniciens à offrir aux patients du HCHP des soins qui soient constamment de la meilleure qualité en :

1) élaborant, diffusant et réactualisant en permanence des RPC permettant l'exploration et la prise en charge de problèmes médicaux importants, et
2) en intégrant ces RPC dans la pratique quotidienne des médecins de telle façon qu'elles facilitent, plutôt qu'elles ne compliquent, la prise en charge des patients."

Il se sert pour cela de la construction d'algorithmes cliniques.

Comme nous l'avons vu p. 29, un algorithme clinique est un arbre de décision, c'est-à-dire qu'il permet de visualiser les étapes du raisonnement qui conduisent à prendre une décision par opposition à une autre concernant le diagnostic et le traitement d'une pathologie donnée. Il permet aussi de quantifier la probabilité des alternatives (branchements). La procédure de construction des algorithmes du HCHP se déroule selon les étapes suivantes:

1 — *Choix du sujet* : Le sujet est choisi d'après les suggestions des médecins provenant de tous les points d'implantation du HCHP : consultations de soins primaires, département d'éducation sanitaire, département de gestion du risque, département de gestion de la qualité, médecins individuels, etc., en fonction des critères suivants et désormais connus : pathologie fréquente, variations inexpliquées de la pratique (documentées ou suspectées), procédure coûteuse, à haut-risque, controversée, nouvelle, problèmes de qualité perçus par les patients, les médecins ou les gestionnaires, etc. Ces critères servent à focaliser les choix sur les thèmes les plus "rentables" en termes d'amé-

---

1. HMO: *Health Maintenance Organization* (v. lexique).
2. V. chap. suivant.

lioration de la qualité et de coût-bénéfice, dans l'esprit du concept d'"*achievable benefit not achieved*" de Williamson que nous avons vu au chapitre précédent.

2 — *Constitution du groupe de travail* : Une fois le sujet choisi, les utilisateurs potentiels du futur algorithme au sein du HMO sont identifiés et un chef de projet est désigné parmi eux. En effet l'équipe responsable de la construction de l'algorithme n'est constituée qu'après le choix du sujet de telle façon à y impliquer les médecins les plus concernés pour s'assurer que l'algorithme réponde à leurs questions. Le choix des experts et le niveau d'élaboration du consensus: central ou périphérique sont notamment soumis à ce type de considérations. Si le sujet de l'algorithme est multidisciplinaire impliquant les strucutres de soins centrales ou des stratégies de soin systématiques du type dépistage ou immunisation, le niveau du consensus doit être central. Si au contraire il s'agit de résoudre un problème propre à des sites périphériques ou spécialisés, le recrutement des experts et le niveau du consensus seront locaux. Plus de trois cents médecins membres du HCHP ont participé jusqu'ici à la construction d'algorithmes.

3 — *Construction de l'algorithme.* Elle est faite par le groupe de travail qui reçoit au préalable une courte formation sur les jugements de groupe. Elle repose sur les principes habituels: revue de la littérature scientifique sur le sujet et intégration consensuelle de ses conclusions dans un algorithme de décision qui tient compte de l'expérience des médecins et des gestionnaires, ainsi que des spécificités de l'organisation du HCHP et du ou des sites concernés. Après la revue de la littérature, un algorithme de base est présenté aux médecins du groupe de travail et modifié selon la méthode Delphi. Une fois le consensus atteint et l'algorithme construit, des "noeuds-clé" sont identifiés à partir desquels on définit les indicateurs de suivi d'utilisation de l'algorithme. En outre, un responsable est chargé de la mise à jour de l'algorithme (au bout de trois ans au plus tard).

L'algorithme est ensuite publié et distribué à tous les médecins du groupe individuellement, en leur demandant des commentaires sur sa validité et son utilité. Les données de ce feed-back sont utilisées lors de sa réactualisation.

En 1990, plus de 30 RPC avaient été rédigées, et une cinquantaine étaient en cours d'élaboration.

c) Value Health (15,16)

Value Health est une entreprise privée qui diffuse une méthodologie mise au point par la RAND Corporation pour évaluer la pertinence des procédures médicales. Cette diffusion se fait sous la forme d'un logiciel: le *Medical Review System*. C'est cette méthodologie qui est à la base des travaux sur la pertinence de l'endartériectomie carotidienne, de l'endoscopie digestive haute et de l'angiographie coronaire cités chap. I.

Les critères de pertinence sont dérivés d'une procédure hautement sophistiquée qui associe une revue de la littérature réalisée par des experts de recherche en services de soin (*health services research*) à une procédure de jugement de groupe dérivée de la méthode Delphi.

La revue de la littérature inclut toutes les publications scientifiques dans lesquelles on trouve des informations sur les circonstances au cours desquelles la procédure évaluée est indiquée ou ne l'est pas. Une liste de critères de pertinence est ensuite élaborée, pondérée et adressée aux plus grands experts nationaux du thème évalué. Cette liste prend la forme d'une description détaillée et exhaustive des différentes catégories de patients auxquelles peut s'appliquer la procédure évaluée. Pour l'endartériectomie carotidienne, le nombre d'indications retenues est de 864. Pour l'hystérectomie, plus de 2200. La liste d'indications est accompagnée d'algorithmes de décision destinés à aider le choix du praticien.

Les experts sont au nombre de 9. Ils représentent aussi bien les spécialistes de la procédure en question que d'autres spécialités médicales et des généralistes. Ils sont universitaires et libéraux, en provenance de toutes les régions du pays. Ils doivent revoir les indications, les pondérer et élaborer des règles de décision pour une prescription pertinente. Le mécanisme se déroule en environ six mois.

d) Les rapports de l'ANDEM

En France, l'Agence nationale pour le Développement de l'Evaluation Médicale (ANDEM), rédige des rapports d'évaluation sur des thèmes choisis en fonction de leur nouveauté, de leur caractère controversé ou difficile. Après une revue de la littérature complète, répondant à des questions précises, et faisant référence à un niveau de preuve en rapport à un classement de l'évidence scientifique suivant des grilles d'analyse annoncées, un groupe d'experts ad hoc se réunit et rédige des recommandations [17].

Les principaux rapports de l'ANDEM, dont certains ont été publiés, portent sur les thèmes suivants :

— Prévention des hépatites non A-non B post-transfusionnelles, janv. 91 (18) ;

— Traitement par la chaleur de l'adénome prostatique, avril 91 ;

— Evaluation de l'ostéodensitométrie, oct. 91 (19) ;

— Opportunité du dépistage de l'antigénémie VIH en transfusion sanguine. Etat des connaissances actuelles, nov. 91.

Impact des RPC

L'élaboration de RPC est une pratique encore trop récente pour que leur impact sur la pratique médicale ait pû être évaluée. A ce jour, on possède encore peu d'informations sur l'impact des RPC sur la pratique médicale. Toutefois, il faut reconnaître que les ressources consacrées à la diffusion des RPC et à l'évaluation de leur impact sur la pratique ont été jusqu'ici plus faibles que celles qui ont été consacrées à leur développement. C'est l'expérience des conférences de consensus qui est le mieux documentée à cet égard, et on sait que leur impact a été faible [20]. Seules 3 de la centaine de conférences des NIH semblent avoir exercé une influence sur la pratique médicale, à savoir le dépistage du cancer du sein, le traitement du cancer primitif du sein et le traitement des brûlés. En outre, les conclusions de la conférence de consensus sur la transplantation hépatique a entraîné sa prise en charge, dans certaines indications, par les assurances.

Ce relatif échec a cependant permis de démontrer qu'il ne suffit pas de diffuser des RPC, même si cette diffusion est massive, pour influencer la pratique dans le sens souhaité. Nous avons vu comment se forment les pratiques médicales et quels sont leurs déterminants. *Pour être efficaces, les RPC doivent être intégrées au processus de décision local des médecins.* En Hollande, les recommandations des CC, émises à l'échelle nationale, sont intégrées dans les RPC propres à chaque hôpital après avoir été discutées et adaptées aux conditions locales [21]. Pour la diffusion de ses algorithmes, le HCHP recommande notamment :

1) de les intégrer au programme de FMC du groupe ;

2) de les intégrer aux tests d'auto-évaluation diffusés aux médecins ;

3) de procéder aux modifications administratives nécessaires pour aider les médecins à appliquer l'algorithme: modifications des feuilles de prescription, listes de thérapeutiques préférentielles par pathologies...

4) de développer des logiciels permettant aux médecins l'accès rapide aux algorithmes à partir de leur informatique personnelle, et comportant des indications sur leur mode d'emploi.

Enfin, le Département d'évaluation de la qualité des soins (*Department of Quality of Care Measurement*) du HCPC suit l'application des algorithmes et évalue leurs conséquences sur la qualité des soins au moyen d'indicateurs définis à partir des "noeuds-clé". Les informations ainsi recueillies entrent dans le cycle de l'évaluation permanente de la qualité des soins.

Ainsi, le passage de RPC dans la pratique nécessite une intégration dans le processus de décision local par des discussions et éventuellement des modifications pour adapter des RPC nationales aux conditions locales, ainsi qu'un système de supports et de rappels concrets, accessibles et non contraignants (un exemple pour la forme de programmes informatiques intégrés à la bureautique personnelle du médecin), qui facilitent la décision médicale au quotidien. C'est de cette manière que les RPC impliqueront concrètement les praticiens dans l'amélioration de la qualité de leurs soins.

RÉFÉRENCES

[1] Leape L.L.; "Practice guidelines and standards: an overview", *QRB* Fev.1990:42-9.

[2] Eddy D.M., "Conseils pour l'exposé d'une recommandation", *JAMA* (Ed. Fçse) 1990,15:809-14.

[3] Jenicek M., *Méta-analyse en médecine.* Edisem, Maloine, 1987, chapitre 3.

[4] Delahaye F., Landrivon G., Ecochard R. et Colin C., "Meta-analysis", *Health Policy,* 1991,19:185-96.

[5] Halvorsen K.T., "Combining results from independent investigations : meta-analysis in medical research", In Bailar J.C., Mosteller F., Eds. *Medical uses of statistics,* NEJM Books, Mass. 1986, pp.392-416.

[6] Goodman C., "Group judgement methods", In *Assessing medical technologies.* Institute of medicine. National Academy Press. Washington DC, 1985. pp.129-131.

[7] Weill C., "Les méthodes de l'évaluation médicale", In Armogathe JF. *Pour le développement de l'évaluation médicale,* La Documentation Française, Paris 1989, p. 31 et suiv.

[8] Giraud A., Jolly D., "Origines et définition des conférences de consensus", in Giraud A. et Jolly D. Eds. *Le consensus en médecine. Analyse et bilan des conférences de consensus dans le monde,* AP-HP Doin, Paris, 1991, p. 15 et suiv.

[9] ANDEM, *Guide pratique pour la réalisation d'une conférence de consensus,* Paris, janv. 1992.

[10] Vang J., "The consensus development conference and the european experience", *Int. J. ot Technology Assessment in Health Care,* 1986, **2**:65-76.

[11] Eddy D.M., "L'élaboration des conduites à tenir", *JAMA* (Ed. Fçse) 1990, **15**:680-7.

[12] Donabedian A., "The criteria and standards of quality", in *Explorations in quality assessment and monitoring.* Vol II. Health Administration Press, Ann Arbor, Michigan, 1982, Chap. 8.

[13] White L.J., Ball J.R., "Integrating practice guidelines with financial incentives", *QRB* Fev.1990:50-3.

[14] Gottlieb L.K., Margolis C.Z., Schoenbaum S.C., "Clinical practice guidelines at an HMO : development and implementation in a quality improvement model", *QRB* Fev.1990:80-6.

[15] Audet A.M., Greenfield S., Field M., "Medical practice guidelines : current activities and future directions", *Annals of Internal Medicine* 1990;**113**:709-14.

[16] Value Health Sciences. Group judgement program profiles. *Workshop to improve group judgement for medical practice & technology assessment.* Institute of Medicine. National Academy of Sciences. May 15-16 1990, Washington DC. p. 95.

[17] Durieux P., Communication personnelle.

[18] Degos F., Jeannot C., Fleurette F., Durieux P., "Evaluation de la prévention des hépatites nonA-nonB post-transfusionnelles en France", *Méd. Sciences* ; 1991;**7**:689-96.

[19] ANDEM. "Evaluation de l'ostéodensitométrie", *Rev. du Rhumatisme et des Mal. Ostéo art.* 1991;**58**:907-13.

[20] Giraud A., Jolly D., "Les conférences de consensus ont-elles eu l'impact souhaité sur les pratiques médicales", in *Le consensus en médecine, op. cit.* [8] p. 125.

[21] Klazinga N.S., Van Everdingen J.J.E, Casparie A.F., "Les Pays-Bas", in *Le consensus en médecine, op. cit.* [8] p. 33.

Chapitre IX

Description de la pratique et comparaison à la référence

Dans le cycle de l'amélioration de la qualité des soins, après avoir défini la meilleure conduite à tenir sous la forme de recommandations de pratique clinique ou de protocoles, il faut décrire la pratique courante pour voir dans quelle mesure elle est conforme ou non à la référence définie.

Il peut paraître paradoxal qu'il soit nécessaire de décrire la pratique courante et que l'activité médicale ne soit pas connue de ceux-là même qui l'exercent, mais c'est pourtant le cas. Un des défis majeurs auxquels a à faire face aujourd'hui la gestion du système de santé français est celui de l'information, et plus particulièrement de l'information médicale. Nous avons déjà abordé le problème de l'information scientifique qui, elle, est pléthorique. Il s'agit ici de l'information sur l'activité médicale telle qu'elle se pratique tous les jours dans les différents contextes du système de soins et en particulier dans les hôpitaux.

1. LE PROBLÈME DE L'INFORMATION MÉDICALE

Généralités sur l'information médicale en France

En France, la tradition du secret professionnel a rendu difficile la production de l'information médicale. On en a l'illustration, à l'échelle nationale, avec le système d'information de la Caisse Nationale d'Assurance Maladie, où le procédé de la lettre-clé opacifie considérablement des statistiques qui, pour être exhaustives, ne reflètent que très approximativement l'activité médicale réelle, obligeant la Caisse à procéder par sondages pour obtenir une vue plus réaliste quoique nécéssairement partielle de l'activité réelle. On en arrive ainsi à la situation paradoxale que le plus important payeur du pays (560 milliards de francs pour l'Assurance Maladie en 1990) ne sait pas exactement ce qu'il paye.

Sur le plan qui nous intéresse ici, les statistiques d'activité hospitalière ont surtout été orientées jusqu'ici vers le recueil de données administratives à finalité gestionnaire : admissions, durées de séjour, coefficients d'occupation, etc. A l'exception de certains dossiers standardisés consacrés au suivi de malades atteints d'une pathologie définie et plus aisément formalisable que la majorité des pathologies courantes, tels par exemple DIAPHANE pour l'insufficance rénale chronique [1] et ARTEMIS pour l'hypertension artérielle [2], l'information médicale ne s'est pas développée parallèlement à l'augmentation de l'activité d'une part, et de la technologie de l'information de l'autre. Ceci est dû en partie à la priorité traditionnellement accordée par les gestionnaires hospitaliers aux informations de type administratif citées ci-dessus mais aussi à la forte réticence des médecins vis-à-vis de la production d'informations dont ils craignent, dans le contexte financier actuel, qu'elles puissent être utilisées contre leurs intérêts.

Le PMSI

Mais l'évidente nécessité de mieux connaître le contenu de l'activité médicale, ne serait-ce que dans un but de planification et de financement, a conduit le Ministère de la Santé à développer le Projet de Médicalisation du Système d'Information, mieux connu sous son sigle PMSI [3-9]. Les objectifs du PMSI sont de constituer un début de système national d'information hospitalière en ce sens qu'à terme, tous les hôpitaux publics devront remplir, à la fin de chaque séjour de malade dans un service de soins aigus, un "résumé standardisé de sortie" (RSS) où figureront, outre les caractéristiques démographiques du malade, son diagnostic de sortie dit diagnostic principal, le ou les diagnostic(s) secondaire(s) s'il y en a (jusqu'à 5), ainsi que les principaux actes diagnostiques et thérapeutiques effectués. Les RSS doivent être adressés au Ministère de la Santé où ils sont analysés et le service d'origine est sensé recevoir en retour des informations sur les caractéristiques de son activité. On obtiendra ainsi l'éventail des pathologies aiguës traitées par chaque hôpital (*case-mix* hospitalier) et des indications sur leur mode de prise en charge et leurs coûts.

Au Ministère les RSS sont traités suivant une procédure statistique complexe. Les diagnostics principaux sont codés suivant la Classification internationale des maladies-9e révision. Chaque diagnostic est ensuite classé dans un des 471 Groupes Homogènes de Malades (GHM) qui sont sensés représenter la totalité de la pathologie hospitalière aiguë, eux-mêmes répartis en 24 Catégories Majeures de Diagnostic (CMD). Les CMD sont définies par appareil ou par grand type de maladies : appareil cardio-vasculaire, digestif, maladies infectieuses, etc. Les GHM sont définis en fonction de la quantité de ressources hospitalières nécessaires au diagnostic et au traitement des pathologies qui composent chaque groupe. Ils sont donc considérés comme homogènes non pas sur le plan clinique, mais sur celui de la consommation des ressources.

Aux Etats-Unis, d'où le système est importé, les GHM s'appellent *Diagnosis-Related Groups* ou DRG. Ils sont utilisés pour la tarification hospitalière. A chaque DRG est allouée une durée de séjour donnée, censée refléter la quantité de ressources nécessaires pour le diagnostic et le traitement de la pathologie concernée. Cette durée de séjour détermine le montant du paiement attribué à l'hôpital pour chaque malade hospitalisé en fonction du DRG dans lequel son cas aura été classé, et quelle qu'ait été la durée réelle du séjour du patient, et la quantité réelle de ressources consommées, en plus ou en moins. En France, s'il n'y a pas de durée de séjour "autorisée" par GHM, l'objectif est de déterminer à terme un coût par pathologie à l'aide de la nouvelle comptabilité analytique des hôpitaux.

Lorsque sa mise en place, encore très lente, sera effective, le PMSI constituera un progrès indéniable dans le sens du développement d'un système d'information hospitalier. Il a déjà eu le mérite de sensibiliser une partie du corps médical à la nécessité de l'information médicale et à ses difficultés, il a entraîné la création de Départements d'Information Médicale (DIM) dans les hôpitaux, et a engagé un important mouvement d'informatisation grâce auquel les hôpitaux français ont commencé à rattrapper leur retard en ce domaine. Mais trop de médecins et trop de responsables (DDASS, DRASS) restent encore trop peu familiarisés avec le sens et l'utilisation du PMSI. D'une part on le pare de vertus qu'il ne saurait avoir, attendant de lui qu'il résolve à lui seul tous les problèmes relatifs à l'absence d'information médicale, et à l'autre extrême, on lui attribue des dangers excessifs.

Les informations qui constituent le PMSI se situent par définition à un niveau d'agrégation tel qu'elles sont obligatoirement insuffisantes pour tout travail à finalité clinique et notamment pour l'évaluation de la qualité des soins hospitaliers, laquelle nécessite un niveau d'informations médicales beaucoup plus fin. En outre, les difficultés soulevées par la description médicale dans le cadre des règles du PMSI, l'interprétation même de ces règles par les cliniciens, entraînent une hétérogénéité dans le recueil qui rend son utilisation encore aléatoire pour des usages cliniques, en attendant un plus grand investissement des cliniciens dans la production et la gestion de l'information médicale. A terme, le PMSI ne devra être en effet que le "sous-produit" d'un système d'information à finalité médicale [10]. Il reste que dans l'immédiat, en l'absence de systèmes d'information adéquats, lorsqu'on veut évaluer la pratique médicale, il faut commencer par la décrire [11].

2. LA DESCRIPTION DE LA PRATIQUE

Méthode

La pratique médicale se décrit au moyen d'une étude épidémiologique descriptive classique [12].

1) Objectif de l'étude : voir si une pratique clinique donnée ou ses résultats sont conformes aux standards de qualité prélablement définis.

2) Unité d'analyse

2.1) *Le choix de l'indicateur.* S'il s'agit d'une pratique, on choisira les indicateurs de procédure d'intérêt : nombre et/ou nature des examens prescrits, thérapeutiques administrées, posologie, indications retenues, durées de séjour pour un diagnostic donné, etc. S'il s'agit de résultats la démarche sera parallèle: indicateurs de résultats: mortalité ou complications post-opératoires, infections nosocomiales, iatrogénie, etc. N'oublions pas que quel que soit le cas de figure, l'indicateur retenu doit refléter l'aspect des soins qu'on a choisi d'évaluer, c'est-à-dire qu'il doit être valide. On peut également dans certains cas choisir un traceur (p. 181).

2.2) *Le choix des patients* à propos desquels on effectuera ces mesures est délicat : d'une part, il faut veiller à ce que la population retenue soit adaptée à l'évaluation que l'on souhaite faire et n'introduise pas de facteurs confondants. Mais sa composition doit aussi refléter la réalité du contexte clinique dans lequel se déroulent les soins : elle ne répond donc pas aux mêmes exigences d'homogénéité que les sujets d'expérience de la recherche clinique.

3) Recueil de données

3.1) *Sens du recueil de données.* Il peut être *rétrospectif* ou *prospectif.* L'avantage d'un recueil de données rétrospectif est de fournir une base de référence sur la pratique telle qu'elle existait avant toute évaluation ou intervention. Son inconvénient est de dépendre de données dont on ne peut pas contrôler la qualité, généralement extraites des dossiers médicaux. L'avantage des études prospectives est de pouvoir établir un recueil de données spécifique et contrôlé. Toutefois, les recueils de données prospectifs se font généralement après que la réflexion sur la qualité des soins ait été engagée dans le service ou l'établissement, et, plus qu'une référence de base sur la pratique, ils reflètent déjà l'impact de cette réflexion sur la performance clinique. Toute étude prospective d'évaluation des soins influence par définition la qualité des soins qu'elle évalue. Idéalement, lorsque les systèmes d'information en place sont suffisamment performants, l'évaluation médicale devrait se faire simultanément à la délivrance des soins (*concurrent review*).

3.2) *Source des données.* Il y a de multiples sources de données dans un hôpital : dossier médical, données administratives d'activité, données de consommation de produits. Comme nous l'avons déjà vu, la première source de données sur la pratique devrait être le dossier médical. Mais nous connaissons les problèmes liés à la qualité et à l'exhaustivité des informations contenues dans les dossiers médicaux.

Les données administratives d'activité (admissions, réadmissions, durées de séjour, passages intérieurs, etc.), ainsi que les données de consommation des services médico-techniques (quantité d'examens, de radios, de produits sanguins ou de médicaments consommés) sont également utiles à la description de l'activité et elles ont l'avantage d'être plus facilement disponibles. Elles ne donnent toutefois que très indirectement des indications de qualité [13].

Si l'on est à la recherche d'informations qui ne figurent ni dans le dossier médical ni dans les données administratives et comptables, on peut avoir recours à l'observation directe de l'activité, ou à des interviews de médecins, mais à condition de définir avec rigueur les items à recueillir et leurs interprétations possibles, car l'interprétation des données ainsi recueillies est soumise à la subjectivité de l'observateur.

Enfin, on utilise généralement des enquêtes par questionnaire pour évaluer la satisfaction des patients et/ou des professionnels de santé.

3.3) *Détermination de l'échantillon.* Le premier choix consiste à savoir si l'on va évaluer un échantillon représentatif de la pratique étudiée en général, ou un aspect particulièrement problématique de cette pratique. Cela dépend des objectifs de l'étude. Si l'on cherche à examiner cette pratique dans sa globalité, on prendra un échantillon aléatoire représentatif de dossiers ou de données. Si au contraire on cherche à évaluer un aspect particulier de cette pratique, par exemple la prise en charge d'une maladie particulière, on sélectionnera les dossiers ou les données en fonction de cela (p. 59).

L'évaluation de routine d'une activité clinique donnée (*concurrent review*), la plus intéressante en matière d'évaluation de la pratique quotidienne, nécessite la révision périodique d'un échantillon de dossiers globalement représentatifs de cette activité, donc d'un échantillon aléatoire simple, obtenu à l'aide d'une table des nombres aléatoires, ou d'un échantillon systématique, en choisissant au hasard un nombre entre 1 et 10, 3 par exemple, et en sélectionnant les 3e, 13e, 23e ... dossiers jusqu'à l'obtention d'un nombre suffisant de dossiers [14]. On choisira un intervalle de confiance de 95 %.

3. COMPARAISON AVEC LES RECOMMANDATIONS DE PRATIQUE CLINIQUE

Après avoir obtenu une description de la pratique réelle, on compare celle-ci avec la RPC correspondante. Cette comparaison nécessite l'identification d'éléments à partir desquels elle pourra être faite. Ces éléments sont des critères. Quand on leur attribue une valeur optimale recherchée, ils deviennent des standards.

Critères et standards

a) Critères de soin

Un critère de soin est l'expression concrète et mesurable d'un aspect donné des soins [15].

Par exemple, le critère à partir duquel on peut suivre l'évolution du traitement de l'hypertension artérielle sont les chiffres tensionnels. C'est un critère de résultat. Si l'on veut un critère de procédure qui permette d'évaluer la qualité de la prise en charge médicale, on pourra par exemple choisir le nombre de consultations dont aura bénéficié le patient pendant l'année, ou le traitement qui lui aura été prescrit ou encore ses modalités.

Nous donnerons ci-dessous de nombreux exemples de critères de suivi des soins avec les indicateurs cliniques.

b) Standards de qualité

Un standard est un critère quantifié.

Un standard de qualité est un critère auquel on a assigné une valeur de référence qui représente ce qu'on souhaite atteindre de mieux en fonction des caractéristiques des patients ou du contexte dans lequel on se trouve : il est empirique.

Par exemple : 70 % au moins des patients atteints d'HTA devront avoir une diastolique égale ou inférieure à 9 mm Hg au bout d'un an de traitement ; ou : le diagnostic d'inflammation appendiculaire devra être confirmé anatomiquement chez 8 opérés sur 10 au moins. Pour un indicateur d'infection post-opératoire, un chiffre minimal sera jugé acceptable, qui sera laissé à l'appréciation des chirurgiens concernés en fonction de la pathologie, des caractéristiques des malades et des moyens disponibles.

Un standard peut être maximaliste, et exprimer le plus haut niveau de soin que l'on puisse attendre du contexte où l'on se trouve; il peut au contraire être minimaliste et définir un plancher au-dessous duquel il n'est pas admissible de descendre. Cette dernière interprétation est peut-être plus réaliste que la première, mais il faut tenir compte du fait qu'en pratique, les planchers ont facilement tendance à devenir des plafonds.

Critères et standards constituent des indicateurs de la qualité des soins.

Leur suivi régulier permet de vérifier l'évolution de la conformité des soins délivrés par rapport aux standards de qualité préétablis, et de remédier — ou de prévenir — l'apparition de problèmes lorsque la valeur des indicateurs est insatisfaisante ou atteint une cote d'alerte prédéfinie.

Recommandations de pratique clinique, critères et standards forment ainsi un ensemble qui, les premières en aidant la décision médicale, les seconds en vérifiant la qualité de sa mise en oeuvre et de ses résultats, doivent permettre d'améliorer la qualité des soins en diminuant le degré d'incertitude qui entoure la pratique médicale.

RPC ⇒ CRITERES ⇒ STANDARDS ⇒ SUIVI
⇒ EVALUATION QUALITE

Caractéristiques

Critères et standards peuvent concerner :

— *les structures* : les moyens nécessaires à l'application d'une RPC sont-ils présents : qualité et horaires d'ouverture du plateau technique, circuit du linge sale au bloc opératoire, qualification des professionnels habilités à pratiquer telle procédure, etc (sinon pourquoi?) ;

— *les procédures* : les éléments significatifs de la RPC sont-ils respectés, dans quel pourcentage de cas, sinon pourquoi ? ;

— *les résultats* : dans quel pourcentage de cas les résultats attendus chez tels patients auxquels tel personnel a effectué telle procédure suivant telle RPC ont-ils été obtenus ? Si ce pourcentage est inférieur à ce qui était attendu, quelle en est la raison ?

Pour remplir leur fonction d'indicateurs, critères et standards doivent être :

1) *explicites* : définis et chiffrés ;
2) *valides* : basés soit sur les données de la littérature scientifique, soit sur le consensus d'experts légitimes, soit sur les deux, et non sur la seule opinion des intéressés ;
3) *pertinents* : en rapport avec l'évènement ou l'activité qu'il doivent illustrer ;
4) *sensibles* : variant avec la qualité de réalisation de la procédure suivie ;
5) *évolutifs* en fonction du progrès médical : des critères préétablis ne doivent pas rester figés mais doivent évoluer (ou disparaître s'ils concernent des évènements indésirables) avec l'évolution des connaissances ou avec les progrès de la qualité des soins dans l'établissement ;
6) *spécifiques* : comportant le moins de faux-positifs possibles.

A l'intérieur d'un établissement de soins, l'élaboration collective de recommandations de pratique clinique consensuelles pour l'aide à la décision médicale, d'indicateurs cliniques, de critères et de standards de qualité comme indicateurs pour en suivre l'application, remplit plusieurs objectifs : un objectif de *cohésion* et de *motivation* des équipes soignantes d'une part, dans la définition des objectifs du service ou de l'institution, un objectif d'*éducation* et de *pédagogie active* d'autre part dans leur diffusion et leur transmission notamment aux plus jeunes, un objectif d'*information* enfin sur la qualité réelle des soins délivrés par le suivi des indicateurs définis en commun.

Exemples de suivi des soins : les indicateurs cliniques

La Joint Commission a entrepris le développement d'une série d'indicateurs cliniques par discipline [16,17]. Dans l'esprit de cet important travail, *un indicateur clinique est la quantification d'un aspect donné des soins qui permet d'en monitorer l'application et d'en évaluer les résultats.* Par exemple :

$$\frac{\text{Nombre de réinterventions sur traumatisés dans les 48 heures qui suivent la première intervention}}{\text{Nombre de traumatisés ayant subi une intervention au bloc}}$$

Comme on le voit, l'indicateur exprime le taux de survenue d'un évènement donné au sein d'une population définie. Le numérateur décrit l'évènement, et le dénominateur la population d'intérêt. Suivant la manière dont ils sont construits, les indicateurs cliniques peuvent donc permettre de suivre l'application d'une RPC.

L'indicateur n'exprime pas en lui-même un quelconque degré de qualité des soins. Simplement, en fonction de sa valeur, il attire ou non l'attention sur un aspect des soins qui nécessite — ou non — une évaluation plus approfondie. Dans l'exemple choisi ci-dessus, si le taux de réinterventions dépasse un seuil préalablement fixé au sein de l'établissement, il faut déclencher une procédure d'évaluation sous la forme du cycle que nous avons décrit p. 50.

Types d'indicateurs cliniques

Il y a différents types d'indicateurs cliniques :

— des évènements dits "sentinelle" dont une seule occurence doit suffire à déclencher l'évaluation (nous y reviendrons dans le chapitre consacré aux résultats des soins p. 124), et ceux qui n'atteignent la cote d'alerte qu'au-delà d'un certain taux. Une mort maternelle est classiquement un évènement sentinelle. Par contre, les indicateurs du type réinterventions, ou réhospitalisations pour un même diagnostic n'exigent d'évaluation approfondie que s'ils se reproduisent de façon jugée anormale ;

— il y a des indicateurs de procédures et des indicateurs de résultats. Les indicateurs de procédures mesurent les différentes tâches effectuées par les praticiens : diagnostic, programmation du traitement, qualité des indications, qualité technique du traitement, traitement des complications, soins infirmiers, etc. Ils doivent dans la mesure du possible illustrer des procédures dont le lien avec les résultats est scientifiquement démontré, et/ou dont le résultat est difficile à mesurer, par exemple parcequ'il est éloigné dans le temps :

$$\frac{\text{Nombre de malades atteintes de cancer du sein stade II avec présence d'adénopathies invasives, non traitées par chimiothérapie adjuvante}}{\text{Nombre de malades atteintes de cancer du sein stade II avec présence d'adénopathies invasives}}$$

Le raisonnement qui sous-tend l'indicateur ci-dessus est qu'il a été démontré que la chimiothérapie adjuvante prolonge la durée de la survie des patientes atteintes de cancer du sein. Il vérifie donc l'application de la recommandation de pratique clinique qui prescrit l'administration de chimiothérapie adjuvante dans les cancers du sein de stade II. Ne pas l'administrer à un nombre significatif de patientes peut suggérer l'existence d'un problème de qualité des soins. Enfin, mesurer l'administration d'un traitement défini est plus facile qu'évaluer une durée de survie qui s'étend sur plusieurs années. La présence d'un tel traitement constitue une présomption de résutat favorable, et inversement.

Les indicateurs de résultat mesurent ce qui est arrivé au patient à la suite de telle ou telle procédure, ou de son omission. Par exemple :

$$\frac{\text{Nombre de patients non réveillés 1 heure après la fin d'une anesthésie générale}}{\text{Nombre de patients ayant subi une anesthésie générale}}$$

Les indicateurs de résultat peuvent mesurer les évènements positifs comme les évènements indésirables.

Un indicateur clinique doit évaluer la qualité des soins dans le contexte des soins quotidiens c'est à dire qu'il doit avoir une approche plurifactorielle. Par exemple :

$$\frac{\text{Nombre de patientes ayant nécessité une antibiothérapie 24 heures ou plus après un accouchement à terme par voie basse à l'hôpital}}{\text{Nombre de patientes ayant accouché à terme par voie basse à l'hôpital}}$$

Cet indicateur évalue aussi bien la qualité technique de la procédure de l'accouchement, que le caractère approprié de la décision d'administrer des antibiotiques (évènement indésirable peut-être iatrogène), ou l'hygiène de l'environnement (la nécessité d'administrer des antibiotiques n'est pas nécéssairement liée à l'accouchement), c'est-à-dire qu'il englobe plusieurs des sous-systèmes composant la prestation médicale.

Construction des indicateurs cliniques.

Pour qu'un indicateur clinique soit valide et utilisable, sa construction nécessite le respect des étapes suivantes :

1) *la définition de l'activité ou de l'évènement mesuré.* Elle figure au numérateur. La validité de la mesure exige que cette définition soit aussi précise que possible, mais la précision n'interdit pas la complexité, par exemple : "mortalité post-opératoire des patients ayant subi un pontage aorto-coronarien sur une seule coronaire à l'exclusion de la coronaire gauche, l'intervention étant soit program-

mée, soit urgente." L'évènement mesuré est la mortalité post-opératoire dans une circonstance précisée ;

2) *une définition des termes utilisés* si nécessaire, de manière à ce que tous les utilisateurs de l'indicateur mesurent la même chose ;

3) *caractérisation de l'indicateur en indicateur* de procédure ou de résultat, en indicateur "sentinelle" ou établissement de la valeur-seuil au-delà de laquelle la cote d'alerte est atteinte ;

4) *le raisonnement qui sous-tend la construction de l'indicateur* : c'est l'explicitation de la chaîne d'évènements qui peut être illustrée par l'indicateur et qui peut être complexe: par exemple les multiples circonstances qui peuvent expliquer la prescription d'antibiotiques 24 heures après un accouchement à terme par voie basse, ou les raisons qui peuvent expliquer que l'on n'aie pas prescrit de chimiothérapie adjuvante à des patientes atteintes de cancer du sein de stade II, ou la mortalité liée à une intervention donnée ; ce raisonnement doit être explicité ;

5) *la défintion de la population concernée par l'indicateur.* Au numérateur, elle est en relation avec l'évènement ou l'activité mesurés: mortalité post-opératoire des patients opérés de... . Au dénominateur il s'agit de la population de référence : nombre de patients opérés de.... Mieux la population de référence est définie, plus elle est homogène ;

6) *les sources de données* doivent être précisées pour chaque terme de l'indicateur : compte-rendu opératoire, résultat de laboratoire, dossier médical, certificat de décès, etc. ; il faut se baser autant que possible sur des données existantes, mais l'absence de données disponibles ne doit pas être une raison de renoncer ;

7) *les causes de variation des indicateurs* doivent être connues. Elles sont dues à trois sources principales : les malades, les médecins, l'organisation. Les variations dues aux malades sont la sévérité de la maladie, les pathologies associées, et les caractéristiques socio-démographiques propres à chaque individu. Ces facteurs sont hors du ressort des médecins et ne doivent pas constituer une cause d'évaluation. Les variations dues aux praticiens et/ou à l'organisation sont au contraire contrôlables par définition, et ce sont précisément elles qui sont l'objet de l'évaluation médicale.

Utilisation des indicateurs cliniques

L'utilisation qui sera faite des indicateurs cliniques doit être claire dès le moment de leur élaboration: les utilisateurs internes et externes à l'établissement doivent être connus d'emblée, et leur objectif, qui est de monitorer la qualité médicale des soins pour l'améliorer ne doit pas être perdu de vue.

RÉFÉRENCES

[1] Goupy F., Hirel J.C., Legrain M., "Diaphane, national data bank for kidney dialysis", in *MEDINFO* 74. Eds. Anderson J, Forsythe J.M. North Holland, Amsterdam, 1974, pp. 341-5.

[2] Degoulet P., Goupy F., Hirel J.C. , "ARTEMIS, gestion du dossier médical et des consultations d'un service d'hypertension artérielle", in *Medical data processings*. Eds. Laudet M, Anderson J, Begon F. Taylor and Francis, Londres 1977, pp. 329-37.

[3] Rodrigues J.M., "Le projet de médicalisation du système d'information : méthodes, définition, projet", *Les Cahiers de gestions hospitalières*, n° 32, mars 1983:205-220.

[4] Giraud A., "Le système Fetter ou la définition du produit hospitalier par DRG (Diagnosis-Related Groups)", I. *Journal d'Economie Médicale*, 1985,3:183-190.

[5] Delahaye J.P., "Le médecin face au projet de médicalisation du système d'information", *Journal d'Economie médicale*, 1986, 2:77-90.

[6] Bientz M, Giraud A., "Les groupes de pathologies homogènes, DRG ou GHM: implications médicales", *La Presse Médicale*, 1986,15:230-1.

[7] Frutiger P., Giraud A., "Fiabilité et acceptabilité des données du PMSI", *L'Hôpital à Paris*, 1985, n° .89:47-9.

[8] Pibarot M.L., "Classification des groupes homogènes de malades", in *Evaluation en réanimation*, Le Gall J.R., Loirat Ph. Eds. Masson, Paris, 1990 ; pp.139-155.

[9] Paccaud F., Schenker L. Eds. *DRG (Diagnosis-related Groups). Perspectives d'utilisation*. Editions Alexandre Lacassagne, Lyon, 1989.

[10] Lombrail P., Minvielle E., Kohler F., et coll., "Problèmes posés par le codage de l'information médicale dans le cadre du programme de médicalisation du système d'information hospitalier", *Rev. Epidém. et Santé Publ.*,1991,**39**:285-95.

[11] Sur les systèmes d'information hospitaliers, on se reportera utilement à l'ouvrage de Degoulet P. et Fieschi M., *Traitement de l'information médicale. Méthodes et applications hospitalières, op. cit.*

[12] Feinstein A., *Clinical epidemiology. The architecture of clinical research,* WB Saunders Company, 1985, chap.27.

[13] Goupy F., Thelot B., Jolly D., "Un nouvel outil de concertation avec le corps médical hospitalier", *Gestions Hospitalières,* 1989, **291**:899-909.

[14] Jenicek M., Cléroux R., *Epidémiologie,* Edisem Maloine 1987; chap. 6.

[15] Donabedian A., "Criteria and standards for quality assessment and monitoring", *QRB* March 1986:99-108.

[16] Lehman R. "Forum on clinical indicator development: a discussion on the use and development of indicators", *QRB,* July 1989: 223-7.

[17] "Characteristics of clinical indicators", Editorial. *QRB,* Nov. 1989:330-9.

Chapitre X

Les résultats comme indicateurs de la qualité des soins

I. *La mortalité*

Le cycle de l'amélioration de la qualité des soins, que nous avons décrit et dont nous venons de développer les étapes principales a surtout pour objet l'évaluation des procédures de soin. Nous abordons au cours de ce chapitre la question de savoir si l'on peut évaluer la qualité des soins d'après leurs résultats. La réponse est moins évidente qu'il ne peut y paraître au départ.

Il existe un débat entre les partisans de l'évaluation des procédures et ceux de l'évaluation des résultats comme meilleure mesure de la qualité des soins. Si la qualité des procédures met en jeu une définition scientifique de la médecine, les résultats consistent en une modification de l'état de santé du patient après une intervention médicale : palliation, soulagement, guérison, stabilité, aggravation, etc. L'évaluation des résultats met en exergue l'intérêt et le bien-être du patient. Elle peut donc paraître comme la mesure par excellence de l'évaluation de la qualité des soins.

L'évaluation des résultats des soins a récemment pris une importance accrue aux Etats-Unis. Plusieurs raisons expliquent l'apparition de ce qu'on a appelé "*the outcome movement* "[1]. La constatation des variations de la pratique, la difficulté de mesurer la qualité des procédures, le souci de savoir si l'augmentation des dépenses de santé produit un effet sur bénéfique sur la santé de la population, et, *a contrario,* l'inquiétude de voir les politiques de maîtrise des dépenses avoir un effet néfaste sur la qualité des soins, tous ces facteurs ont attiré l'attention des responsables sur les résultats des soins.

Mais un lien direct entre procédures et résultats des soins a rarement été démontré, et ceci est vrai dans les deux sens. Les résultats des soins sont multifactoriels. Ils dépendent de nombreux facteurs autres que la qualité des soins reçus, en particulier des caractéristiques démographiques et cliniques du patient. De même, la date à laquelle les résultats sont évalués par rapport à la date de l'intervention est également importante : il est clair que plus ces dates sont éloignées l'une de l'autre, moins on peut relier le résultat à la procédure. C'est pourquoi, lorsqu'on constate une différence entre l'efficacité théorique d'une intervention médicale et son efficacité réelle il faut se garder de formuler des interprétations hâtives concernant la qualité des soins.

1. RAPPEL

Rappelons d'abord quelques définitions. Il faut distinguer trois unités de mesure différentes dans l'évaluation des résultats :

L'efficacité théorique (*Efficacy*) : c'est le niveau de bénéfice *attendu* d'une intervention médicale donnée, dans des conditions définies, parfois qualifiées d'"idéales", qui sont classiquement celles de l'essai contrôlé. Il faut noter que ces conditions peuvent exiger des patients qui ne sont pas représentatifs du patient dit "moyen" qui sera soumis à cette intervention dans la pratique, parceque préalablement sélectionnés. L'efficacité théorique d'une intervention médicale ou d'une thérapeutique est déterminée par la recherche clinique et par l'évaluation des technologies nouvelles.

L'efficacité réelle (*Effectiveness*) : c'est le niveau de bénéfice *obtenu* par une intervention médicale donnée lorsqu'elle est administrée par un médecin "moyen" à un patient "moyen" dans les conditions de la pratique quotidienne. Ces résultats ne sont pas toujours les mêmes que ceux qui sont obtenus par la même intervention en termes d'efficacité théorique, car ils sont obtenus dans des conditions de complexité et d'incertitude évidemment supérieures à celles de l'essai contrôlé. *C'est l'efficacité réelle des interventions médicales qui fait l'objet de l'évaluation des soins.*

Efficience ou productivité (*Efficiency*) : elle mesure le résultat médical obtenu par rapport au coût de l'intervention, soit sa productivité, et décrit la manière dont s'articulent et fonctionnent les différentes parties d'un système. L'efficience ajoute à l'efficacité médicale une notion de bonne organisation et d'économie. Améliorer l'efficience des soins ne préjuge pas de l'amélioration de leur qualité. Cela revient à en diminuer le coût à résultat égal.

Les principales mesures de résultat sont la mortalité, la morbidité, le handicap ou sa contrepartie l'autonomie, l'état de santé, l'insertion sociale et affective, enfin, la satisfaction des patients. La mortalié a longtemps été la seule mesure de résultat en matière de santé. D'abord rapportée aux systèmes de soin (le taux de mortalité infantile est un indicateur universellement accepté de l'efficacité d'un système de soin), elle a plus récemment été appliquée au contexte plus étroit des établissements hospitaliers. L'utilisation des taux de mortalité comme indicateurs de la qualité des soins sera examinée ci-dessous dans le contexte hospitalier en général, en périopératoire, puis les travaux réalisés avec le concept de mortalité évitable seront exposés.

2. LA MORTALITÉ HOSPITALIÈRE : LA FORMULE AMÉRICAINE

Si l'on connaît les chiffres de mortalité habituels des établissements hospitaliers et certaines caractéristiques des patients hospitalisés comme leur âge, il est possible de prévoir un taux de mortalité attendu pour ces établissements. Depuis 1986, la *Health Care Financing Agency* ou HCFA[1] publie les taux de mortalité attendus et observés des hôpitaux qui traitent les patients assurés par Medicare[2]. Ces taux sont ajustés sur un certain nombre de variables mais pas sur la sévérité de la maladie des patients décédés. L'hypothèse qui sous-tend cette publication jusque là inhabituelle est que les hôpitaux dont le taux de mortalité observé est supérieur au taux de mortalité attendu de deux déviations standard au moins, ont peut-être une qualité de soins inférieure à ce qu'elle devrait être. Il s'agit donc de les repérer, d'en informer les organismes locaux d'évaluation médicale (*Peer review organizations* ou PRO[3]), ainsi que le public dans un souci de transparence et d'information.

Cette publication a provoqué dans la littérature un débat qui n'est toujours pas clos sur la question de savoir si et dans quelles conditions la mortalité hospitalière constitue un indicateur valable de la qualité des soins. Nous allons reprendre les termes de ce débat pour tenter d'apporter des éléments de réponse.

---

1. HCFA : *Health Care Financing Agency* : v. lexique.
2. V. lexique.
3. V. lexique.

La mortalité hospitalière est généralement décrite sous deux formes : mortalité intra-hospitalière et mortalité à trente jours de l'admission. Les avantages et les inconvénients des deux formules sont commentés par Jencks et coll. [2,3,4].

a) La mortalité intra-hospitalière est la formule retenue par HCFA. En faveur de celle-ci, on compte avant tout l'accessibilité des données : il est difficile de connaître le devenir des patients une fois qu'ils sont sortis de l'hôpital. Ensuite, fixer un délai fait échapper à l'observation les décès qui surviennent au-delà, par exemple au terme d'un séjour anormalement long qui pourrait indiquer des complications peut-être dues à un défaut dans la qualité de la prise en charge.

A l'opposé, si la mortalité intra-hospitalière est nécéssairement liée à la durée du séjour, les variations de cette dernière ne sont pas seulement liées à la sévérité de la maladie, mais également à des habitudes de pratique clinique qui varient avec les médecins et les hôpitaux, ainsi qu'avec les désirs des familles, qui souhaitent ou non laisser les leurs mourir à l'hôpital : c'est pourquoi les taux de mortalité intra-hospitalière varient considérablement entre régions : 25 % entre la Californie et l'Etat de New-York. Mais cette différence se réduit à 1,6% quand on examine la mortalité à 30 jours [2].

En outre, les incitations financières contenues dans le paiement prospectif par DRG poussent les hôpitaux à raccourcir les durées de séjour, et certains d'entre eux peuvent souhaiter transférer les malades mourants, ce qui diminue leur taux de mortalité. Enfin, les décès intrahospitaliers sont des évènements rares, représentant de petits nombres dont il est difficile d'interpréter valablement les variations. On peut augmenter le nombre d'observations en agrégeant les diagnostics, mais on efface alors les variations dues aux différentes pathologies [4].

Il est donc difficile de dire que les variations des taux de mortalité hospitalière reflètent des variations dues à la qualité des soins. Elles reflètent plutôt les variations de la durée de séjour, elle-même liée aux habitudes des praticiens [5], aux désirs des familles et aux incitations contenues dans le système.

b) La mortalité jusqu'à trente jours après l'admission, que le patient soit hospitalisé ou déjà sorti. Prolonger la période d'observation au-delà de l'hospitalisation permet d'augmenter le nombre de décès observés, tout en annulant les effets dûs aux variations des durées de séjour.

Mais prolonger l'observation jusqu'à trente jours a aussi ses inconvénients. Outre les difficultés d'accès à l'information, les hôpitaux ne peuvent pas toujours être rendus responsables de ce qui arrive à leurs patients après leur sortie : interviennent alors des facteurs comme le suivi par le médecin traitant, l'observance du patient, et l'évolution de son état de santé. Par ailleurs, plus on prolonge le délai d'observation après la sortie, moins on peut rapporter les éléments observés à l'hospitalisation.

Bruts, les taux de mortalité hospitalière n'ont qu'une signification quantitative. Divers facteurs sont à prendre en considération si l'on veut pouvoir valablement interpréter un chiffre de mortalité. La durée du séjour n'est pas le seul paramètre à prendre en considération : les caractéristiques liées à la maladie et au patient sont essentielles.

c) Caractéristiques liées à la maladie et au patient

Dubois et coll. ont ajusté les taux de mortalité hospitalière de 93 hôpitaux et 205 000 admissions en fonction de l'*âge* du patient supérieur à 70 ans, de sa provenance d'une structure de moyen-long séjour pouvant faire supposer une *polypathologie*, du caractère *urgent* de l'admission et d'un *index de case-mix* hospitalier [6,7]. Avant ajustement, les taux de mortalité hospitalière varient de 0,3 à 5,8 décès pour 100 admissions. Après ajustement ces mêmes taux ne varient plus que de 0,36 à 1,36 pour 100 admissions. Les quatre variables considérées expliquent donc 65 % de la variance des taux de mortalité entre les 93 hôpitaux. La prise en compte de variables supplémentaires comme la durée de séjour, la taille de l'hôpital, le coefficient d'occupation etc. n'améliorent pas la puissance du modèle.

Utilisé comme prédicteur du taux de mortalité, ce modèle permet de repérer les hôpitaux dont le taux de mortalité réel est supérieur au taux prévu de deux déviations standard au moins (*outliers*), que nous appellerons pour la commodité de l'exposé des hôpitaux "à risque". La question se pose alors de savoir pourquoi ces hôpitaux ont des chiffres de mortalité supérieurs aux chiffres prévus, et s'ils présentent un problème de qualité des soins. Dans ce but, la même équipe a examiné 372 dossiers provenant de 12 hôpitaux dits "à risque", de malades porteurs d'accident vasculaire cérébral, d'infarctus du myocarde et de pneumonie, ces trois diagnostics étant à l'origine de 36% des décès [6].

Après avoir ajouté aux facteurs pris en compte dans l'analyse précédente un ajustement en fonction de la *sévérité de la maladie* à l'aide du score APACHE II [8], les auteurs ont trouvé une surmortalité résiduelle inexpliquée dans les hôpitaux dits "à haut risque" (*high outliers*) et une sous-mortalité résiduelle inexpliquée dans les hôpitaux dits "à bas risque" (*low outliers*). Ils attribuent l'origine de ces différences à quatre facteurs possibles : des variations dans la qualité du codage, des effets de sélection statistique, une part de sévérité inexpliquée et des différences dans le niveau de qualité des soins, exprimée par la survenue de décès estimés évitables. Cette dernière hypothèse a été examinée suivant deux méthodes: d'une part à partir d'une liste de 125 critères de procédure concernant les trois diagnostics retenus (évaluation explicite), d'autre part par la revue d'un échantillon de dossiers par des groupes d'experts (évaluation implicite). Il est intéressant de constater que les deux méthodes d'évaluation ont donné des résultats différents mais dans un sens opposé à celui qu'on constate habituellement : alors que généralement les méthodes explicites se révèlent plus sévères que les jugements implicites (p. 47), dans le cas présent, le jugement médical s'est révélé plus sévère que les critères de procédure : les groupes d'experts ont conclu à la survenue de davantage de décès évitables dans les hôpitaux dits "à haut risque", que l'évaluation sur la base des critères.

Greenfield et coll. [9] soulignent que toute interprétation des chiffres de mortalité hospitalière doit tenir compte de l'état de santé du patient en mesurant, *à âge égal,* les trois éléments suivants : *sévérité du diagnostic principal, sévérité des pathologies associées et complications survenant au cours de l'hospitalisation,* mesurés à l'aide d'un index de comorbidité (*Comorbidity Index*). Ils concluent que la gravité des pathologies traitées est inégalement distribuée parmi les hôpitaux, que les hôpitaux dont les taux de mortalité sont élevés traitent souvent des malades plus graves, que méconnaître ce fait risque de conduire à des interprétations erronnées des taux de mortalité, et que les comorbidités doivent être associées à toute mesure de l'état de santé, à âge égal.

Mais de telles mesures ne sont pas aisées à réaliser. Jencks et coll., mettent en garde contre le fait que les maladies chroniques ne sont pas toujours consignées dans le dossier de quelqu'un qui est sur le point de mourir d'une maladie aiguë [2]. Ils attirent également l'attention des utilisateurs potentiels des chiffres de mortalité sur le fait qu'il est difficile de bien cerner le degré de sévérité de la maladie, vu le caractère élusif de cette notion, qui mélange les pathologies aiguës, les maladies chroniques, et la nature des différents traitements. A la notion de qualité des soins, ils préfèrent le concept plus mesurable d'efficacité réelle d'un traitement donné [3].

d) Les caractéristiques institutionnelles

Hartz, Krakauer et coll. ont examiné les caractéristiques hospitalières associées aux variations des chiffres de mortalité hospitalière [10]. Les caractéristiques examinées ont trait :

1) au *statut* de l'établissement : privé à but commercial, public, privé à but non commercial, privé universitaire et privé non universitaire[1] ;
2) aux *qualifications et à la densité du personnel* : pourcentage de spécialistes, nombre de spécialistes par lit ; pourcentage d'infirmières diplômées, nombre d'infirmières diplômées par lit ;
3) à la *taille* de l'établissement : nombre de lits ;
4) à son *plateau technique* à l'aide d'un "indice de sophistication technologique" constitué par la somme des équipements présents dans l'établissement ;
5) à des *données financières* comme le taux d'occupation et les dépenses en personnel par lit ;
6) à des données de *sévérité des malades reçus* et d'*intensité de soins* comme le taux de mortalité prévu par HCFA, le pourcentage des journées d'hospitalisation en soins intensifs, etc.

Deux caractéristiques hospitalières sont le plus fortement associées aux taux de mortalité les plus faibles : les pourcentages élevés de spécialistes et un taux d'occupation élevé. Y sont également liés des dépenses élevées de personnel par lit, le statut d'hôpital universitaire, d'hôpital privé à but non commercial, un pourcentage élevé d'infirmières diplômées, un haut niveau de sophistication technologique et la grande taille des établissements.

Ces résultats confirment des notions connues sur la relation entre la qualité des résultats et le volume de l'activité. Toutefois, les auteurs concluent avec prudence que si des taux de mortalité inférieurs semblent essentiellement liés aux caractéristiques hospitalières qui accompagnent la présence d'un personnel hautement qualifié, il est difficile d'en tirer des conclusions sur la qualité des soins en tant que telle, vu les incertitudes qui demeurent toujours sur la qualité, la validité et la suffisance des informations recueillies, et aussi parceque, heureusement, peu de manquements à la qualité des soins entraînent le décès du patient.

Dans le cadre de l'inquiétude qui se fait jour sur les possibles conséquences sur la qualité des soins des mesures réglementaires qui sont prises pour tenter de maîtriser l'augmentation des dépenses de santé, Shortell et Hughes ont étudié l'effet de ces mesures sur les chiffres de la mortalité hospitalière agrégée de 16 diagnostics [12].

---

1. Ce classement reflète le système américain dans lequel une grande partie des hôpitaux universitaires sont privés.

Les auteurs ont notamment testé l'hypothèse selon laquelle des contraintes règlementaires sévères pourraient obliger les hôpitaux à prendre des mesures, notamment sur le plan du personnel, qui pourraient nuire à la qualité et aux résultats des soins.

En résumé, ils ont trouvé que la sévérité des mesures de contrôle des dépenses et des investissements était associée de façon statistiquement significative avec des chiffres de mortalité hospitalière plus élevés. Sans conclure pour autant à une moindre qualité des soins dans les hôpitaux soumis à règlementation, ils insistent sur la nécessité d'assortir aux tentatives de maîtrise des dépenses de santé des mécanismes d'évaluation médicale qui permettent d'évaluer l'impact de ces décisions sur la qualité des soins.

3. LA MORTALITÉ PÉRIOPÉRATOIRE : L'EXPÉRIENCE BRITANNIQUE : la *Confidential Enquiry into Perioperative deaths, CEPOD*[1]

Les Britanniques ont adopté une toute autre approche pour l'exploitation des chiffres de mortalité. En 1982, l'Association des Anesthésistes et celle des Chirurgiens de Grande Bretagne et d'Irlande ont mené une enquête nationale et confidentielle dans le but d'*identifier des éléments améliorables dans la pratique de l'anesthésie et de la chirurgie en examinant individuellement chaque cas de décès périopératoire* : la *Confidential Enquiry into Perioperative Deaths*, ou CEPOD. Financée par deux fondations, l'enquête a évalué chaque cas de mortalité périopératoire survenu pendant 12 mois dans trois régions. Lunn et Devlin, coordinateurs de CEPOD, soulignent que l'objectif de l'enquête a été de constater des faits (*establish facts*) concernant les pratiques anesthésiques et chirurgicales pour permettre d'en améliorer la qualité [12].

L'enquête a été gérée par un comité de pilotage composé d'anesthésistes, de chirurgiens et de gynécologues-obstétriciens. Elle a reçu l'aval et le soutien des Sociétés savantes et associations professionnelles suivantes : *Association of Anaesthetists of Great Britain and Ireland, Association of Surgeons of Great Britain and Ireland, Royal College of Surgeons of England, Royal College of Pathologists, Royal College of Obstetricians and Gynaecologists, College of Anaesthetists at the Royal College of Surgeons of England, Faculty*

---

1. Je remercie Brendan Devlin d'avoir relu et utilement commenté une première version de ce sous-chapitre.

of Community Medicine of the Royal Colleges of Physicians of the UK.[1]

La participation à l'enquête a été volontaire. Tous les anesthésistes et chirurgiens titulaires (*consultants*) des hôpitaux du National Health Service (NHS) dans les trois régions retenues ont été personnellement sollicités par les coordinateurs de l'enquête qui se sont déplacés pour une visite d'explication dans chaque établissement concerné. 5 % seulement des consultants sollicités ont refusé de participer [13].

Protocole de CEPOD

Unité d'analyse : tout décès survenant dans un établissement hospitalier dans les 30 jours suivant une intervention chirurgicale (toutes spécialités) ou gynécologique, quel que soit l'âge du patient (chirurgie pédiatrique incluse). La chirurgie de jour et les cas n'ayant nécessité qu'une anesthésie locale ont été inclus dans l'enquête. N'ont pas été inclus les morts périnatales et maternelles (objets d'autres enquêtes systématiques) et les explorations invasives effectuées par des non chirurgiens.

Procédure : chaque décès répondant à la définition ci-dessus a fait l'objet d'un questionnaire. Les questionnaires ont été élaborés par des spécialistes des disciplines concernées et approuvés par le comité de pilotage.

Analyse : un échantillon représentatif de questionnaires, rendu anonyme, a été analysé par des évaluateurs spécialisés: anesthésistes, chirurgiens, gynécologues. L'objectif de l'analyse était d'évaluer la qualité des soins et du monitorage du patient, le bien-fondé de l'indication chirurgicale, les circonstances et l'horaire de l'intervention, les qualifications et l'expérience de l'opérateur, etc., soit plus de 70 questions pour essayer, en déterminant les circonstances du décès, d'en identifier les facteurs et de juger s'ils étaient évitables pour les corriger à l'avenir. Cette appréciation reposait sur le seul jugement de l'évaluateur. La liste des évaluateurs était connue, mais ceux-ci ne savaient pas qui ils évaluaient (questionnaire anonyme), et les évalués ne savaient pas qui était leur évaluateur.

Voici quelques exemples de questions posées (questionaire chirurgical, cas de décès) :

1. UK : *United Kingdom*, Royaume-Uni.

— Spécialité de l'opérateur de la dernière intervention avant le décès ;

(...)

— En cas d'urgence, y a-t-il eu un retard à l'intervention ? Si oui pourquoi :

- pas de personnel chirurgical disponible
- manque de personnel non chirurgical
- autre (préciser)

(...)

— Le résultat présent est-il dû au temps passé sur liste d'attente ?[1] Si oui préciser.

(...)

— Qui a posé le diagnostic ayant conduit à l'intervention ? (suit la liste de la hiérarchie médicale).

— Grade du chirurgien ayant posé l'indication chirurgicale.

— Grade du chirurgien le plus qualifié (*senior*) consulté avant l'intervention.

(...)

— Date et heure de la décision d'opérer.

(...)

— Jour de la semaine où a été effectuée l'intervention : (lundi, mardi....etc.)

— Etait-ce un jour férié ?

— Grade de l'opérateur le plus qualifié.

— Depuis combien de temps était-il détenteur de ce grade.

(...)

— Un chirurgien plus qualifié se trouvait-il à proximité, par exemple dans le bloc. Si oui préciser son grade et sa localisation.

(...)

— Ce décès a-t-il fait l'objet d'une évaluation. Etc.

---

1. On sait que dans le NHS, pour les interventions jugées non-urgentes, les patients sont mis sur listes d'attente. L'attente peut parfois durer jusqu'à deux ans, au point que certains hôpitaux ont passé contrat avec des hôpitaux du Nord de la France pour y faire opérer leurs patients. non urgents.

Les questionnaires remplis ne comportaient que l'identification des chefs des services d'origine. Cette information est strictement confidentielle. Elle était toutefois nécessaire pour pouvoir adresser un feedback aux expéditeurs. Une fois l'analyse terminée, les questionnaires ont été détruits. La liste des chefs de service ayant fourni aussi bien les cas de décès que les survivants et les cas index figure dans le rapport, sans qu'il soit possible de les rattacher à l'une ou l'autre catégorie.

Il est intéressant de rapporter la classification des différentes causes auxquelles les décès ont été attribués.

1 - Chirurgie, et/ou

2 - Anesthésie, et/ou

3 - Diagnostic chirurgical principal, et/ou

4 - Maladie intercurrente.

<u>En chirurgie</u> :

a) Intervention inappropriée

b) Phase pré-opératoire mal conduite

c) Qualification insuffisante de l'opérateur

d) Défaut d'organisation (système)

e) Erreur technique de l'équipe chirurgicale due à :

   i. manque de connaissances
   ii. défaut d'application des connaissances
   iii. manque d'expérience
   iv. supervision inadéquate
   v. fatigue
   vi. handicap physique
   vii. handicap mental
   viii. autre (préciser)

<u>En anesthésie</u> :

a) Manque d'organisation

b) Défaut d'équipement

c) Intoxication médicamenteuse

d) Erreur humaine (anesthésiste) :

i. manque de connaissances
ii. défaut d'application des connaissances
iii. manque de soins
iv. manque d'expérience
v. fatigue
vi. handicap
vii. autre (préciser).

Exploitation des résultats. Trois niveaux de feedback ont été organisés pour l'exploitation des résultats.

— un *feedback personnel* destiné au clinicien ayant rempli le questionnaire. Il ne pouvait avoir lieu qu'à la demande du clinicien lui-même et par téléphone, tout échange écrit ayant été prohibé pour éviter une éventuelle utilisation conflictuelle ou procédurière des documents. Il n'y en a eu aucune à ce jour.

— *un feedback régional* invitant tous les participants à une réunion régionale à huis clos pour discuter des résultats de la région.

— enfin, un *rapport national* dépourvu de toute indication de personne ou de lieu dans lequel les résultats de l'enquête ont été publiés et les recommandations correspondantes émises [13].

Résultats

Nous rapportons l'essentiel des résultats et des recommandations de CEPOD car elles démontrent l'importance des enseignements d'une meilleure connaissance des pratiques [12,13].

Le rapport souligne d'abord le faible taux de mortalité périopératoire, 0.7 %, la grande majorité de ces décès survenant chez des personnes âgées (plus de 75 ans) et étant inévitables du fait de l'état du malade. Des facteurs évitables n'ont été identifiés que dans une faible proportion de cas.

L'enquête a toutefois mis en évidence certaines pratiques préoccupantes. Outre les variations habituelles constatées ici aussi entre les régions, 30 à 50% des décès rapportés surviennent chez des malades qui n'ont été vus à aucun moment par un médecin sénior. Ceci signifie que de jeunes chirurgiens en formation peuvent opérer sans supervision de leurs aînés, ce qui pose des questions sur la qualité de l'enseignement. Les modalités de cet enseignement apparaissent très variables d'une région à l'autre. En outre, on voit des chirurgiens "généralistes" effectuer des interventions dans des spécialités pour lesquelles ils ne sont pas qualifiés, en particulier en urologie et en chirurgie vasculaire. Plus préoccuppant encore, ces généralistes se qualifient de spécialistes dans plus d'une sous-spécialité et sont prêts à effectuer des interventions chirurgicales qui ne devraient être effectuées que par les spécialistes correspondants.

Trop d'interventions sont effectuées la nuit, en urgence, dans des conditions non optimales, sans autre justification que l'encombrement du tableau opératoire. Il semble aussi que la communication entre les différents membres d'une équipe chirurgicale soit susceptible d'amélioration et que la décision médicale, en particulier sur le moment de l'intervention, ne soit pas toujours collégiale, ce qui peut nuire au degré de préparation du malade. On relève des cas d'interventions effectuées sur des malades dont l'âge et l'état de santé leur interdisaient d'en tirer tout bénéfice.

Peu de médecins pratiquent régulièrement une forme d'évaluation qualitative de leurs soins, et les évaluations systématiques des cas de décès sont rares.

Lunn et Devlin ont rassemblé en un cas-type les différents errements que l'on retrouve tout au long de l'enquête, à savoir: une intervention effectuée un dimanche par le chef de clinique (*registrar*) sur un malade de 82 ans déshydraté, hospitalisé depuis deux semaines, sans avoir consulté d'assistant ni d'anesthésiste sénior, sans avoir réglé sa fibrillation auriculaire ni traité sa pneumopathie infectieuse et sans lui administrer d'anticoagulants [13]. Les auteurs ne s'étonnent pas de l'issue de ce genre de cas.

Les recommandations de l'enquête sont la conséquence logique de ces constatations.

Recommandations

Les auteurs constatent d'abord qu'il existe au niveau national un besoin d'information sur la nature des pratiques médicales. La France peut aisément reprendre à son compte une telle constatation.

Ils soulignent que les cliniciens devraient prendre le temps de s'évaluer régulièrement et d'organiser des staffs interdisciplinaires de mortalité et de morbidité. La nécessité de disposer dans les unités de soin de protocoles élaborés localement est affirmée, ainsi que celle d'en assurer la transmission d'une équipe à la suivante pour garantir une plus grande continuité des soins entre les différents temps de l'hospitalisation. La décision d'opérer les personnes très malades ou très âgées devrait être prise collectivement. Celle de ne pas opérer, même si elle est difficile, doit pouvoir être prise aussi. Il est rarement indispensable d'opérer la nuit, et toute intervention chirurgicale devrait être effectuée par un chirurgien qualifié ou, s'il s'agit d'un chirurgien en formation, sous la supervision directe d'un sénior.

La publication du rapport CEPOD a eu des suites importantes. Au vu de ses résultats, le gouvernement a décidé de financer l'organisation d'une enquête annuelle à l'échelle nationale, *National CEPOD*, ou NCEPOD qui a commencé en 1989 et qui couvre toute l'Angleterre, l'Irlande du Nord et le Pays de Galles, secteur privé inclus. 7035 chirurgiens, gynécologues et anesthésistes participent à cette enquête qui couvre plus de 99 % du personnel médical concerné [12]. Notons qu'avant de devenir une enquête régionale, puis nationale, la démarche de CEPOD avait commencé dans trois hôpitaux qui avaient eu l'idée d'examiner systématiquement les circonstances de leurs décès périopératoires.

4. LA MORTALITÉ ÉVITABLE

> "En l'absence de services de santé, la mortalité serait déterminée par des facteurs sociaux, des facteurs liés à l'environnement et des facteurs génétiques. En s'efforçant de changer les formes de la mortalité, les services de santé, par le biais d'actions préventives et curatives, et les gouvernements par la règlementation, modifient quelques uns de ces facteurs."[14]

Une mort évitable est définie comme tout décès dû à une cause qui ne devrait pas entraîner la mort si des soins appropriés sont délivrés à temps. Une maladie évitable est définie comme une maladie ne devant pas survenir dans un contexte où le système de soins est performant [15].

Nous examinerons ces concepts d'abord dans le cadre de la communauté, puis dans le contexte hospitalier.

Les évènements sentinelle

Les notions de maladie et de mort évitables ont été mises au point par Rutstein, Chalmers et coll. dans le cadre d'un Groupe de Travail sur les Maladies évitables et traitables (*Working Group on Preventable and Manageable Diseases*) en 1976. Dans le cadre des évènements indésirables, la survenue d'une maladie accessible à la prévention, d'un décès ou de complications évitables peuvent être considérées comme des indicateurs de la qualité du résultat des soins dans la mesure où de tels évènements ne devraient pas survenir dans un contexte (hôpital ou système de soins suivant la nature du décès en question) où les soins sont performants. La survenue d'un tel évènement constitue un signal d'alarme, un *évènement sentinelle* qui doit attirer l'attention sur les dysfonctions correspondantes de l'organisation hospitalière ou du système de soins. Comparant ainsi la survenue d'une mort évitable à un accident d'avion, Rutstein et coll. soulignent que l'enquête consécutive doit permettre d'en dégager les causes pour les corriger. Ces causes ne sont pas seulement d'ordre médical mais peuvent aussi être des facteurs sociaux, économiques, concerner l'accessibilité du système de soins ou être liés à l'organisation du travail, à la formation des personnels de soin, etc.

En effet, comme le précise l'introduction de l'Atlas Européen de la mortalité évitable [14], la séquence des évènements conduisant à la maladie, au décès ou à l'incapacité d'un individu peut être complexe. Un cas de diphtérie ou de poliomyélite peut résulter des carences :

1) du gouvernement dans l'introduction de la législation nécessaire à l'instauration ou à la promotion des programmes de vaccination correspondants ;
2) des médecins ou des services de santé pour leur mise en oeuvre ;
3) de la mère de famille qui ne conduit pas son enfant à la consultation de pédiatrie ou de PMI, parce qu'elle est trop éloignée, ou parcequ'elle ne la connaît pas, ou encore à cause de ses convictions religieuses, etc.

On peut donc identifier d'une part des évènements pathologiques évitables, et d'autre part l'étape dans la séquence du recours au soin qui n'a pas fonctionné. La localisation géographique de tels évènements permet de signaler les zones à problème, et leur suivi dans le temps d'évaluer l'impact des mesures prises.

Rutstein et coll. ont établi une liste exhaustive de diagnostics, de complications ou de décès évitables, à considérer comme des évènements sentinelle dans un contexte national, local ou hospitalier suivant les cas [15,16].

Ces évènements sont divisés en maladie, handicap et mort prématurés, évitables soit par la prévention, soit par le traitement, soit par les deux. Ce qu'on pourrait appeler leur "niveau d'alerte" peut être absolu : ce sont des évènements dont même une seule occurrence doit déclencher une enquête sur les raisons de sa survenue. Il s'agit par exemple de maladies évitables pouvant entraîner une mort prématurée comme la tuberculose méningée, les complications de la syphilis ou l'anémie ferrirprive ; des décès dûs à une appendicite ou à une crise d'asthme, toute mort maternelle ou infantile ; des anomalies congénitales dûes à la rubéole, à une incompatibilité Rh ; des handicaps comme un rétrécissement de l'urèthre post-gonococcique, les complications des angines streptococciques etc.

D'autres évènements sentinelle n'atteignent la cote d'alerte que si plusieurs cas sont observés. La difficulté réside ici dans l'établissement des seuils au delà desquels il faut déclencher une enquête. Il s'agit ici des hépatites infectieuses, des intoxications alimentaires, de l'acido-cétose diabétique, des infections nosocomiales et des maladies iatrogènes, etc.

Enfin, une troisième catégorie d'évènements sentinelle a été définie par les auteurs pour lesquels les méthodes de diagnostic et/ou de traitement ne sont pas suffisamment au point pour qu'ils puissent servir d'indicateurs opérationnels pour le système de soins proprement dit, il s'agit entr'autres des problèmes médico-sociaux comme l'alcoolisme, la toxicomanie, le suicide, les maladies mentales, les sévices à enfants, etc.

Comme on le voit cette classification des diagnostics en évènements sentinelle indicateurs de la qualité du résultat des soins couvre un large champ de la pathologie. L'affectation de diagnostics particuliers à tel ou tel niveau d'alerte peut se discuter en fonction des systèmes de soin (ou du type d'hôpital) où l'on souhaite les appliquer. Par exemple, si le retard mental dû à la phénylcétonurie est classé aux Etats-Unis comme ayant un niveau d'alerte limité, en France, un seul cas devrait suffire pour déclencher une enquête compte tenu du programme de dépistage existant. Ce n'est qu'un exemple parmi d'autres. L'approche très globale de Rutstein a été adaptée à l'étude de la mortalité évitable en Grande Bretagne puis dans tous les pays de la Communauté Européenne.

La mortalité évitable

a) A l'échelle d'une communauté

Charlton, Holland et coll. ont étudié la mortalité comparée de 14 pathologies ne devant pas "normalement", *hic et nunc*, entraîner la mort dans 98 régions d'Angleterre et du Pays de Galles au sein d'un groupe de population d'âge défini, généralement 15 à 54 ans [17]. La Direction Générale des Sciences, de la Recherche et du Développement (D.G.XII) de la Communauté Européenne a élaboré à partir de ces travaux un Atlas de la mortalité évitable dans les pays de la Communauté, travail coordonné par Holland [14]. Les objectifs du projet étaient :

1) de produire un ensemble de cartes des "morts évitables" à partir de diagnostics sélectionnés pour des groupes d'âge spécifiques ;
2) de réaliser des comparaisons entre et à l'intérieur des pays participants ;
3) d'établir un rapport entre la variation des taux de mortalité et la performance des différents modes de délivrance des soins.

Les cartes ainsi réalisées fourniraient aux responsables des indicateurs permettant de déclencher les enquêtes appropriées et d'identifier les déficits évitables au niveau local dont la correction permettrait d'améliorer localement la qualité des soins.

Dix-sept groupes de pathologies ont été retenus comme indicateurs de résultat de la prévention primaire et secondaire, ainsi que des soins à visée curative. Le choix de ces pathologies s'est fait sur la base des principes suivants : chaque affection doit pouvoir faire l'objet d'interventions connues et efficaces dispensées par des spécialistes existant dans le système de soin ; elles doivent couvrir l'éventail des différents types de services de soin ; elles ne sont considérées comme des indicateurs de résultats que dans le cas d'un décès survenu à l'intérieur de limites d'âge précisées pour chacune d'elles. Toutefois, de même qu'elles ne recouvrent pas tous les diagnostics pour lesquels l'intervention médicale doit éviter le décès, tous les décès dûs à ces causes ne doivent pas être considérés comme évitables. Simplement, on assume qu'une proportion substantielle de ces décès devrait pouvoir être évitée par l'intervention médicale.

Tableau 7

Pathologies ne devant pas entraîner la mort selon Charlton et coll. [17, 18]

Hypertension artérielle	Hodgkin
Cancer du col utérin	Hernie abdominale
Pneumonie et bronchite	Cholécystite aiguë et chronique
Tuberculose	Appendicite
Asthme	Mort maternelle
Cardite rhumatismale	Anémies de carence
Affections respiratoires aiguës	Mort périnatale
Infections bactériennes	

Carte 1

CEE - Mortalité par lithiase vésiculaire et cholécystite (5-64 ans)

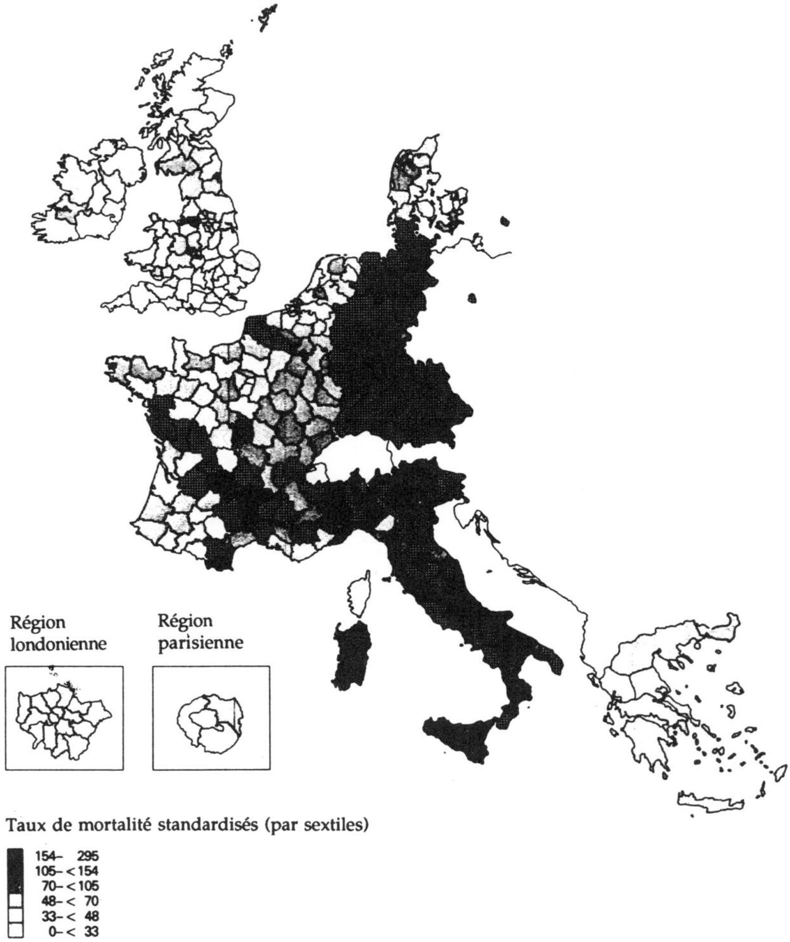

Extrait du "European Community Atlas of Avoidable Deaths" (14)

Carte 2

CEE - Mortalité maternelle (tous âges)

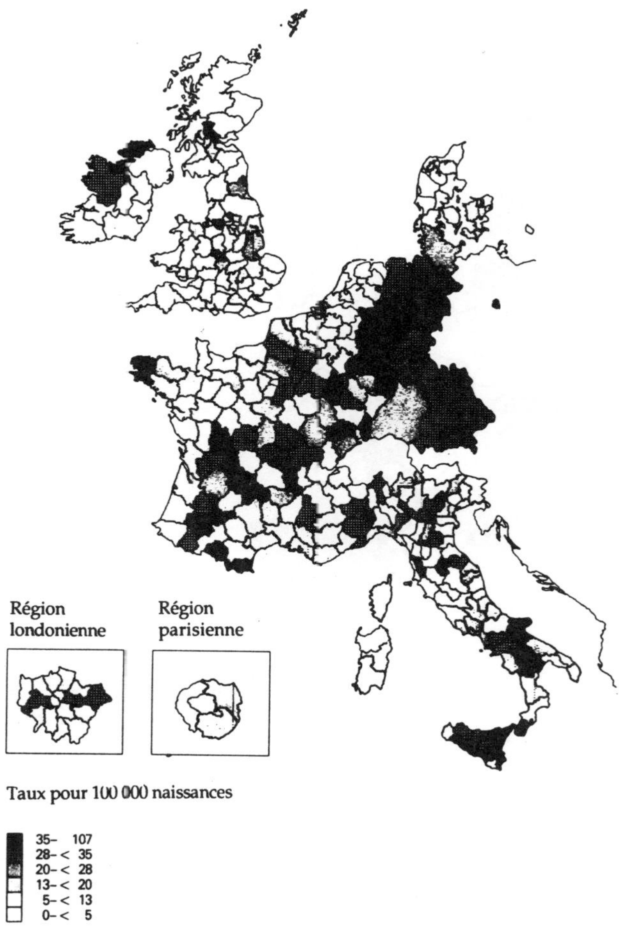

Extrait du "European Community Atlas of Avoidable Deaths" (14)

Carte 3

CEE - Mortalité par hypertension artérielle et maladies cérébro-vasculaires (35-64 ans)

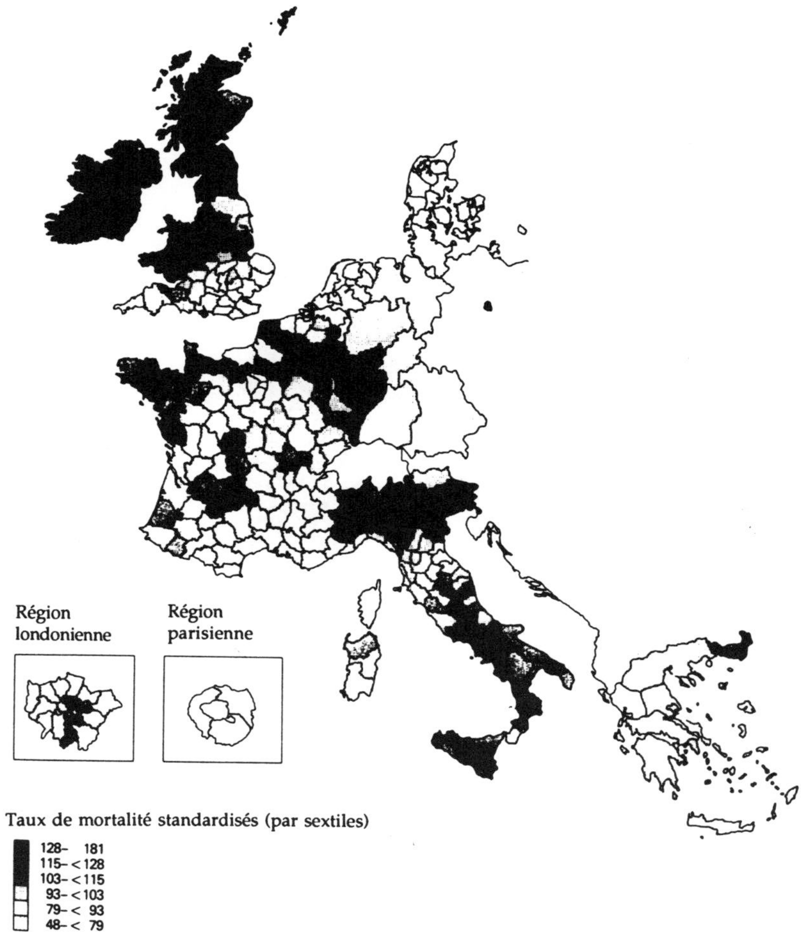

Extrait du "European Community Atlas of Avoidable Deaths" (14)

Causes de décès	Aspect correspondant des soins
1. Tuberculose	Prévention, traitement
2. Cancer du col utérin	Prévention primaire, traitement
3. Maladie de Hodgkin	Diagnostic, anatomo-pathologie, services d'oncologie
4. Asthme	Diagnostic, traitement
5. Appendicite, lithiase vésiculaire, Cholécystite	Diagnostic, traitement
6. Hypertension artérielle et atteintes cérébro-vasculaires	Diagnostic, bilan, recours spécialisé, traitement

Adapté de Holland W., "Avoidable death as a measure of quality" (18)

L'interprétation des causes des variations constatées en médecine, que ce soit dans les procédures des soins ou dans leurs résultats, laissent une large place aux spécificités des systèmes de soin où ces observations sont faites. Alors que les travaux américains insistent davantage sur les variations individuelles des pratiques dues à l'absence de consensus dans une situation d'incertitude, les anglais, eux, placés dans un contexte de contrainte financière beaucoup plus rigoureuse, se tournent vers les mécanismes d'allocation des ressources (*health care inputs*) pour expliquer les inégalités régionales dans des taux de mortalité dont une grande proportion devrait être évitée par l'intervention médicale. Ils concluent ainsi que si, après investigation, il s'avérait que les variations des taux de mortalité évitable indiquent des inégalités régionales dans la qualité des soins, les autorités responsables devraient en tirer les conséquences quant à la répartition des moyens.

Diverses critiques ont été formulées à l'égard de l'utilisation des taux de mortalité dite évitable comme indicateurs de la qualité des soins [18]. La variation des taux peut être influencée par de nombreux facteurs comme l'incidence de la maladie, son taux de létalité, des erreurs de codage, et l'on connaît l'imprécision qui entoure le remplissage des certificats de décès. En outre, le petit nombre d'observations recueillies en rend la représentativité aléatoire et le rôle du hasard dans la variabilité difficilement éliminé.

Comme tout indicateur, le concept de mort évitable et son utilisation comme évènement sentinelle trouve son utilité dans le simple fait d'attirer l'attention sur des taux de mortalité plus élevés que la moyenne. Dans ce rôle de signal d'alarme, un nombre même limité d'observations a sa valeur, et des mesures appropriées peuvent être adoptées après examen. Par exemple, des taux élevés de mortalité par cancer du col ayant été observés dans deux régions d'Angleterre, l'enquête a révélé que dans l'une il existait un déficit de dépistage auprès de la population à haut risque, tandis que dans l'autre, le dépistage était satisfaisant mais il n'y avait pas de suivi. L'enquête consécutive à l'observation d'un taux élevé de mortalité par accident vasculaire cérébral et hypertension artérielle a révélé une absence de suivi du traitement, etc.

b) A l'hôpital

Les observations ci-dessus valent également pour la mortalité hospitalière. Dubois et coll. [19], dans le cadre du débat en cours aux Etats-Unis, ont mis au point une méthode pour déterminer le caractère évitable ou non d'un décès survenu au cours d'une hospitalisation. Ils ont formé l'hypothèse que si la mortalité hospitalière reflète en partie la qualité des soins, une partie de ces décès doit être évitable. Ils ont ainsi examiné les dossiers de 182 malades décédés dans 12 hôpitaux où ils avaient été admis pour accident vasculaire cérébral, pneumonie ou infarctus du myocarde, qui comme nous l'avons vu, sont les causes de mortalité hospitalière les plus fréquentes aux Etats-Unis (p. 115). Le résumé standardisé de chaque dossier a été examiné indépendamment par trois médecins qui devaient décider du caractère évitable ou non du décès qui leur était soumis, la qualité des soins prodigués étant évaluée par d'autres groupes d'experts spécialisés dans chaque pathologie. N'étaient pas considérés comme évitables les décès dont les causes étaient hors du contrôle de l'hôpital. Sur la base de la majorité (2 sur 3), ils ont estimé que 27 % des décès (soit 49) auraient dû être évités. Sur la base de l'unanimité, 14 % (soit 25).

Les auteurs on estimé qu'un nombre défini de facteurs expliquaient la plupart des morts évitables. Ces facteurs étaient différents pour chacun des diagnostics envisagés. Si les patients décédés d'infarctus du myocarde semblent avoir été victimes de traitements inadaptés à la gravité de leurs cas, les patients décédés d'accident vasculaire cérébral auraient souffert d'erreurs de diagnostic, et les patients décédés de pneumonie, des deux. Les auteurs concluent que les facteurs entraînant ces décès évitables étant identifiables et répétitifs, un comité d'évaluation peut les repérer et les prévenir. Ils considèrent toutefois ces résultats comme préliminaires et restant à être généralisés.

EN CONCLUSION

La mortalité hospitalière est-elle un indicateur de la qualité des soins ? Un taux de mortalité hospitalière élevé signifie-t-il une moins bonne qualité de soins et inversement ? Faut-il se faire hospitaliser dans les hôpitaux où l'on meurt le moins ? Car c'est dans ces termes que le public se pose la question lorsqu'on lui présente des chiffres de mortalité hospitalière dans la grande presse.

Les travaux que nous avons cités ci-dessus ne répondent pas, et soulignent tous ne pas pouvoir répondre, à ces questions. Dans une revue de 21 articles de la littérature traitant de la mortalité hospitalière (dont ceux que nous avons évoqués), Fink et coll. concluent que les méthodes utilisées jusqu'ici dans ces travaux ne permettent pas de porter de jugement valable sur la valeur de cette information comme indicateur de la qualité des soins [20].

Sur le plan méthodologique, les problèmes sont au nombre de cinq :

1) *Le petit nombre des observations,* les décès intra-hospitaliers étant des évènements rares.

2) *Le choix des variables d'ajustement.* C'est un choix essentiel car comme nous l'avons vu, le taux de mortalité varie en fonction des ajustements effectués. Les variables choisies dans la littérature sont celles qui sont le plus facilement accessibles, mais sont-elles les bonnes, et sont-elles suffisantes ? Ceci est particulièrement vrai des variables cliniques. En particulier, *la difficulté d'évaluer la sévérité de la maladie* de façon pertinente et consensuelle est un handicap majeur pour la validité de ces données: si la HCFA ajustait ses taux en fonction de la sévérité de la maladie son classement serait différent. Le problème des variables est aggravé par la qualité inégale des dossiers médicaux, l'hétérogénéité du recueil et les inévitables erreurs de codage.

3) *L'absence d'études longitudinales.* Les chiffres de mortalité d'un hôpital donné doivent être évalués sur la durée pour en apprécier l'évolution et rechercher les facteurs qui l'influencent. Si le taux de mortalité d'un établissement est

stable au cours du temps, s'il est bas il faut rechercher d'autres indicateurs de qualité.

4) *La nécessité d'associer d'autres indicateurs à la mortalité* pour évaluer la qualité des soins: un taux de mortalité élevé est-il associé à une faible pertinence des indications, à un taux élevé d'infections et/ou de complications post-opératoires, de chutes de malades, de réadmissions etc. Rappelons que la qualité technique et la pertinence des procédures sont deux indicateurs différents qui ne varient pas nécessairement dans le même sens.

5) *Enfin, des modèles établissant des relations de causalité entre la mortalité et des variables cliniques et structurelles* doivent encore être élaborés. Devant la complexité de la tâche, Fink et coll. recommandent de commencer par les diagnostics qui sont responsables de la plus grande part de la mortalité hospitalière, à savoir, dans les travaux que nous avons cités : l'infarctus du myocarde, l'insuffisance cardiaque, les accidents vasculaires cérébraux et la pneumonie.

En France, les premières causes de mortalité sont dans l'ordre les accidents vasculaires cérébraux, les cardiopathies ischémiques et les tumeurs de l'appareil respiratoire [21].

Quant à la validité du taux de mortalité hospitalière comme indicateur de la qualité des soins, ses limites sont évidentes et soulignées par tous les auteurs que nous avons cités. Les causes de décès dans un hôpital sont multiples en dehors de phénomènes de qualité des soins. D'abord, la mort d'un malade n'est ni toujours évitable, ni nécessairement la conséquence d'une erreur. Faut-il rappeler qu'il est naturel de mourir pour des malades très âgés ou gravement atteints, et que l'absence d'acharnement thérapeutique n'est pas un défaut de qualité des soins. Il faut rappeler qu'à ce propos aussi les désirs des familles peuvent varier. En outre, si certaines familles reprennent leurs malades pour qu'ils puissent mourir chez eux, il y a des gens qui meurent à l'hôpital faute de pouvoir mourir ailleurs, et tout le monde sait que dans nos sociétés dites développées, on naît et on meurt à l'hôpital.

On a coutume d'attribuer à la "qualité des soins" les variations résiduelles qui ne sont pas expliquées par des facteurs mieux définis. L'importance des variables cliniques, les différents types de pratique, et la qualité inégale des informations existantes, rend hautement aléatoire l'interprétation des données de mortalité hospitalière par des décideurs. Des décisions qui seraient prises sur la foi de telles données pourraient être gravement inappropriées. On ne voit pas quel bienfait pour la santé publique puisse apporter la diffusion de ces données par la presse, le public étant encore plus démuni que les décideurs pour en tirer une interprétation qui lui soit d'une quelconque utilité. Une telle publication peut même être dangereuse, si elle provoque la décision de se faire hospitaliser ici ou là, en fonction des conclusions dénuées de fondement qui seraient tirées d'informations trop partielles pour avoir un sens.

Si toutefois la mortalité hospitalière, qui est une information parmi d'autres, doit être utilisée puisqu'elle existe, tous les auteurs que nous avons cités s'accordent à dire que *la seule utilisation qui puisse en être faite est en tant qu'indicateur révélant dans certains cas (chiffres extrêmes, augmentation anormale), la nécessité d'une évaluation plus approfondie de l'établissement concerné.* Toute décision prise sur la foi de chiffres de mortalité hospitalière sans autre investigation serait infondée. Cette remarque vaut d'ailleurs pour tous les indicateurs de résultats.

A l'opposé, avec CEPOD, nous avons à faire à une forme d'évaluation à notre sens beaucoup plus profitable et plus subtile. L'enquête confidentielle CEPOD se borne à constater mais sans les localiser l'existence de pratiques discutables qui peuvent mener à des résultats dommageables pour le patient, que chaque chirurgien concerné peut reconnaître tout en n'étant jamais montré du doigt. Comme l'avaient initialement souhaité ses promoteurs, CEPOD constate des faits et les porte à la connaissance des intéressés, mais sur un plan général et anonyme. Répétée chaque année, cette simple description des pratiques est probablement la meilleure incitation, pour ceux qui se savent concernés, de modifier leurs comportements dans la mesure où c'est possible.

Dans tous les cas, ainsi que dans les cas de mortalité évitable, et quel que soit le contexte des soins, les cas de décès, s'ils font l'objet d'une enquête systématique à la recherche de leurs causes, peuvent apporter des informations permettant peut-être d'éviter qu'ils ne se renouvellent. Ils ne peuvent en aucun cas, répétons-le, être interprétés autrement que comme un signal, et jamais comme une expression directe de la qualité des soins.

RÉFÉRENCES

[1. Lohr K.N., "Outcome measurement: concepts and questions", *Inquiry* 1988, **25**:37-50.

[2] Jencks S.F., Williams D.K., Kay T.L., "Assessing hospital-associated deaths from discharge data", *JAMA* 1988, **260**:2240-6.

[3] Daley J.D., Jencks S.F., Draper D. et coll., "Predicting hospital-associated mortality for Medicare patients", *JAMA* 1988, **260**:3617-24.

[4] Jencks S.F., Daley J., Draper D., "Interpreting hospital mortality data", *JAMA* 1988, **260**:3611-16.

[5] Wennberg J.E., Freeman J.L., Shelton R.M. et coll., "Hospital use and mortality among Medicare beneficiaries in Boston and New-Haven", *NEJM* 1989,**321**:1168-73.

[6] Dubois R., Brook R.H., Rogers W.H., "Adjusted hospital death rates: a potential screen for quality of medical care", *AJPH* 1987,**77**:1162-67.

[7] Dubois R., Rogers W.H., Moxley J.H., "Hospital inpatient mortality. Is it a predictor of quality ?", *NEJM*, 1987:**317:**1674-80.

[8] Knaus W.A., Draper E.A., Wagner D.P. et coll., "Apache II: a severity of disease classification system for severely ill patients", *Crit. Care Med.* 1985,**13**:818-29.

[9] Greenfeld S., Aronow H.U., Elashoff R.M. et coll., "Flaws in mortality data: the hazards of ignoring comorbid disease", *JAMA* 1988,**260**:2253-55.

10] Hartz A.J., Krakauer H., Kuhn E.M. et coll., "Hospital characteristics and mortality rates", *NEJM* 1989,**321**:1720-5.

[11] Shortell S.M., Hughes E.F.X., "The effects of regulation, competition, and ownership on mortality rates among hospital inpatients", *NEJM* 1988,**318**:1100-7.

[12] Lunn J.N., Devlin H.B., "Lessons from the confidential enquiry into perioperative deaths in three NHS regions", *The Lancet*,12 Décembre 1987:1384-6.

[13] Buck N., Devlin H.B., Lunn J.N., *The report of a Confidential Enquiry into Perioperative Deaths,* The Nuffield Provncial Hospitals Trust; The King's Fund. 1987.

[14] Holland W.W., Ed. *European Community Atlas of Avoidable Death,* Oxford Medical Publications. Commission of the European Communities Health Services Research Series N° 3. 1988.

[15] Rustein D.D., Berenberg W., Chalmers T.C., et coll., "Measuring the quality of medical care. A clinical method", *NEJM*, 1976, **294**:582-8; et in : *Quality Assurance in Hospitals.*

Strategies for Assessment and Implementation, N. Graham, Ed. Second Edition. Aspen Publications, Rockville, MD, 1990, Chap.10.

[16] Rutstein D.D., Berenberg W., Chalmers T.C., et coll., "Measuring the quality of medical care: second revision of tables of indexes", *NEJM*, 1980,**302**:1146.

[17] Charlton J.R.H., Hartley R.M., Silver R., Holland W.W., "Geographical variation in mortality from conditions amenable to medical intervention in England and Wales", *The Lancet*, March 26 1983:691-6.

[18] Holland W., "Avoidable death as a measure of quality", *Quality Assurance in Health Care*,1990;**2**:227-33.

[19] Dubois R.W., Brook R.H., "Preventable deaths: who, how often, and why?", *Annals of Internal Medicine*, 1988;**109**:582-9.

[20] Fink A., Yano E.M., Brook R.H., "The condition of the literature on differences in hospital mortality", *Med.Care* 1989,**27**:315-36.

[21] *Annuaire des statistiques sanitaires et sociales*, Ministère de la Santé, de la Solidarité et de la Protection Sociale, Ed. 1989. SESI.

Chapitre XI

Les résultats comme indicateurs de la qualité des soins.
II. *Morbidité, qualité de vie et satisfaction des patients*

1. LA MORBIDITÉ

Morbidité : les Variables Physiologiques

Les données dont le médecin hospitalier a besoin pour suivre l'évolution de ses patients sont des données de morbidité spécifiques et individuelles. Lorsqu'il s'agit de *variables physiologiques,* les données de l'examen clinique et les résultats de laboratoire et d'imagerie permettent aisément ce type de suivi.

Mais le problème des variables physiologiques est qu'elles ne sont que partielles. En effet, elles reflètent sans doute la qualité technique des soins qui ont été administrés au malade, et encore dans la mesure où une relation linéaire peut être établie entre procédures et résultats, ce qui est rare, mais ne tiennent compte ni de l'aspect relationnel des soins ni de la satisfaction du patient. Or, depuis quelques années, ces éléments ont acquis une importance qu'ils n'avaient pas dans le "modèle médical" traditionnel.

L'extension du concept de morbidité [1]

Goldberg et coll. ont très bien décrit l'évolution des concepts dans la mesure de l'état de santé [1]. Bien qu'il s'agisse essentiellement de mesurer l'efficacité du système de soins par la mesure de l'état de santé d'une population, le raisonnement peut aussi s'appliquer au suivi de l'individu malade. [2]

La mesure de l'état de santé à partir des données classiques de mortalité et de morbidité repose implicitement sur une conception biomédicale de la santé que le médecin est seul à pouvoir apprécier. Or ces mesures sont actuellement considérées comme insuffisantes parce que ne tenant pas compte des *conséquences de la maladie* pour le malade en termes de limitations fonctionnelles, de souffrance ou d'inconfort dûs aux symptômes, ou de la *perception* par le malade des déficiences réelles ou supposées dans son état de santé. On distingue ainsi la morbidité diagnostiquée et la morbidité ressentie ; la morbidité objective, cliniquement diagnostiquée, et la morbidité subjective exprimée par le biais d'un comportement : absentéisme, automédication. L'appréciation des résultats d'un épisode de soin par le médecin d'une part, et par le malade de l'autre peuvent être très différents. Ainsi, le concept de santé s'est progressivement étendu au delà de la simple absence de maladie, pour englober, suivant la définition classique de l'OMS, l'adaptation sociale, l'équilibre affectif et le bien-être des individus. En d'autres termes, si l'on s'emploie actuellement à contôler autant que possible la subjectivité du médecin dans le processus de la décision médicale, on s'efforce au contraire d'y réintroduire celle du patient dans l'appréciation de ses résultats. Ainsi est apparu "l'abolition du monopole médical" sur l'appréciation des résultats des soins, et l'introduction de l'individu "comme source de référence crédible" de jugement.

2. LA QUALITÉ DE LA VIE

Histoire du concept

La réintroduction de la subjectivité du patient dans l'appréciation du résultat des soins revient à accorder une importance qu'elle avait perdue à la notion par définition subjective de la qualité de la vie telle qu'elle est perçue par le malade (et non par son médecin).

1. L'essentiel de ce paragraphe est inspiré de l'article de Goldberg et coll. [1].
2. Je remercie William Dab de ses suggestions à la lecture d'une première version de ce chapitre.

Gérin et coll., auteurs d'un questionnaire sur la Qualité de la Vie Subjective (QVS), font une intéressante revue de la place que la notion de qualité de la vie a occuppée en médecine [2]. Alors qu'elle tenait une place prépondérante chez le médecin de famille d'autrefois dont le but était essentiellement de soulager, la qualité de la vie des malades a quelque peu été oubliée avec l'avènement de thérapeutiques curatives qui ont déplacé le centre de gravité de la médecine du soulagement vers la guérison, autrement dit du malade vers la maladie, parfois, paradoxalement, au détriment du premier. Gérin et coll. citent une étude où figurent des chiffres significatifs: la qualité de la vie est mentionnée dans moins de 20 % des travaux d'évaluation des thérapeutiques en cancérologie, elle est évaluée dans moins de 4 % des mêmes travaux, et le sentiment du patient lui-même sur ce sujet est généralement totalement ignoré [3].

Depuis une quinzaine d'années, une multitude de facteurs concourent au retour en vigueur de la notion de qualité de la vie. Le développement des mouvements de consommateurs et de l'écologie, la contestation du modèle médical, née, il faut bien le dire, d'une certaine déception par rapport aux attentes qui avaient été placées dans les progrès de la médecine depuis la fin de la guerre, l'importance des maladies chroniques pour lesquelles il s'agit davantage, de nouveau, de soulager que de guérir, amènent à réhabiliter la notion de qualité de vie par rapport à celle de quantité de vie. On voit ainsi condamner l'acharnement thérapeutique, accompagner les mourants dans des milieux médicalisés, accepter l'idée que certains malades préfèrent mourir plutôt que subir une existence insupportable à leurs yeux. On accepte aussi l'idée que les valeurs changent d'un patient à un autre, ainsi que la tolérance manifestée par des individus différents à une pathologie identique : le passionné de ski et l'amateur de lecture ressentiront différemment la même fracture de jambe.

La prise en compte de la qualité de la vie amène à accorder davantage d'importance que par le passé aux symptômes tels qu'ils sont ressentis par les différents malades, et par conséquent aux *préférences des patients* en matière thérapeutique. Fowler, Wennberg et coll. ont étudié l'incidence de la prostatectomie sur l'évolution des symptômes et la qualité de la vie des patients [4]. Si entre 79 et 93 % des patients ont été fonctionnellement améliorés par l'intervention, seuls les patients sévèrement atteints (épisodes de rétention et symptômes sévères) ont éprouvé une amélioration significative de leur qualité de vie après l'intervention suivant l'échelle de mesure des auteurs, et ceci au prix de 4 % d'incontinence persistante et 5 % d'impuissance. En outre, des patients aux symptômes considérés comme similaires en souffraient à des degrés très variables. Les auteurs concluent que le bénéfice de l'intervention dépend davantage du degré d'intolérance du patient à l'égard de ses symptômes que de la sévérité objective de ceux-ci. La qualité de vie consécutive aux interventions médicales, même quand celles-ci sont estimées médicalement réussies, devrait être mieux documentée.

Les indicateurs de mesure de qualité de vie

L'évolution des concepts sur la morbidité — et par conséquent sur la santé — ainsi que la notion de préférences des patients, se sont reflétées dans la conception des indicateurs de santé, et l'utilisation de concepts comme les QALYs et l'utilité, bien que ces deux derniers soient surtout des concepts économiques. Nous n'entrerons pas en détail dans la jungle des indicateurs de santé dont il existe plusieurs centaines, et qui dépassent le cadre de cet ouvrage. Nous nous contenterons de tracer les grandes lignes de leurs définitions.

Un indicateur de santé est un chiffre, un indice, qui est sensé refléter, à des degrés de complexité variables, l'état de santé d'une population ou d'un individu [5-7]. Une telle mesure pourrait donc a priori être utilisée en clinique pour apprécier la qualité des résultats d'un traitement.

Bien que plusieurs classifications des indicateurs de santé soient possibles, pour les besoins de notre propos, nous les classerons en indicateurs globaux et indicateurs spécifiques, classification retenue par un numéro spécial de Medical Care consacré à la mesure de l'état de santé [7]. Nous définirons ensuite les notions d'utilité et de *Quality-adjusted life years* ou QALY.

A) Les indicateurs globaux ou complexes (*generic health indicators)*

Ils ont pour objet d'apprécier l'état de santé global d'un individu ou d'un groupe. Ils reposent par définition sur une conception globale de la santé du type de celle de l'OMS : un état de bien-être physique, mental et social.

Très sommairement, un indicateur global est constitué par un chiffre qui représente la somme des scores pondérés des différentes fonctions qui composent la santé de l'individu : autonomie fonctionnelle, santé mentale, affectivité, activité familiale, professionnelle, sociale, etc. Applicables quelles que soient les pathologies et les populations considérées, les indicateurs globaux sont généralement utilisés pour évaluer les résultats de programmes ou de politiques de santé sur une population donnée (personnes âgées) ou les différents états de santé entre différentes populations, mais également à l'échelle individuelle dans le suivi des maladies chroniques: arthropathies, diabète, cancers, obésité, etc. Essentiellement développés aux Etats-Unis, citons l'indice de Grogono et Woodgate , le Sickness Impact Profile (SIP) dont la traduction française est en cours, le Quality of Well-Being Scale (QWB), le Nottingham Health Profile (NHP), développé en Angleterre et traduit en français par l'unité 164 de l'INSERM, etc. Ces mesures sont obtenues à l'aide de questionnaires soit auto-administrés, soit administrés par le médecin ou par des proches du malade [8].

Certains indicateurs globaux (QWB) associent dans leur estimation les dimensions quantitatives et qualitatives de la santé (durée et qualité de la survie), et expriment leurs résultats en QALY (v. plus loin). D'autres, (SIP, NHP) associent différentes composantes qualitatives de l'état de santé: état fonctionnel, émotionnel, mental, etc. Dans tous les cas, la qualité de la vie est une dimension essentielle des indicateurs de santé globaux.

Toutefois, concernant leur utilisation en pratique clinique, aucun d'entre eux ne comporte de mesure biochimique ou physiologique, et leur sensibilité aux variations de l'état clinique du malade individuel est pour l'instant peu documentée. En outre, la signification clinique du chiffre d'un indicateur global est peu claire dans la mesure où il est la résultante des scores pondérés de multiples fonctions très différentes. Un autre obstacle à l'utilisation en médecine clinique des indicateurs globaux est leur importance et la lourdeur d'application de la plupart d'entre eux. Ces caractéristiques, et le temps nécessaire à les remplir, a jusqu'ici rendu les médecins réticents vis-à-vis de leur utilisation.

B) Les indicateurs spécifiques *(disease-specific indicators)*

Ils sont destinés à la mesure de l'état de fonctionnalité d'appareils ou de pathologies spécifiques : classifications fonctionnelles de l'American Rheumatism Association ou de la New-York Heart Association, l'indice de Karnofsky pour les cancers, également utilisé dans le sida, etc. Leur objectif est de pouvoir détecter des modifications cliniques significatives dans l'état de santé des malades atteints de pathologies données [9].

D'importants travaux ont été consacrés à la construction d'instruments plus "conviviaux" en pratique clinique que les indicateurs globaux, notamment concernant leur facilité d'utilisation. Lohr insiste sur la nécessité de disposer à l'avenir de telles mesures pour une évaluation complète de l'état de santé des patients suivis [10].

B) La mesure de l'utilité, les *Quality-adjusted life years* (QALY) et les préférences des patients

Le gain apporté par un traitement peut s'évaluer en nombre d'années de vie gagnée, mais on peut s'interroger sur la qualité de la survie ainsi obtenue. Si l'on veut exprimer le gain apporté par un traitement aussi bien en qualité qu'en quantité de vie gagnée, on peut avoir recours à deux concepts : l'utilité, et les *Quality-adjusted life years* (QALY). Ces deux concepts sont différents et peuvent être utilisés séparément ou en association [11-13].

Le concept d'utilité, initialement développé en économie pour étudier les préférences des consommateurs en situation d'incertitude, est une estimation des préférences d'un malade parmi les différents résultats possibles mais incertains d'un traitement.

Les QALY sont un chiffrage du gain en nombre d'années de vie apporté par un traitement, pondéré par un facteur qui exprime la qualité de cette survie. Concept d'origine économique, son utilisation en médecine clinique, si elle est prônée par certains, est vivement critiquée par d'autres [13].

Au total, s'il est important de tenir compte de la qualité de vie des patients dans l'évaluation des résultats des soins, il faut se souvenir que "plus un indice est global, moins il est opérationnel" [6], et que pour le suivi clinique des patients, la qualité de vie a intérêt à être mesurée par un nombre restreint d'items aussi spécifiques que possible[1].

3. LA SATISFACTION DES PATIENTS ET LA QUALITÉ DES SOINS

Le souci d'évaluer le résultat des soins en termes de qualité de vie et l'importance croissante accordée aux préférences des patients comme élément de décision, amène tout naturellement à s'interroger sur la satisfaction des patients comme indicateur de la qualité des soins. Les questions qui se posent à cet égard sont les suivantes : la satisfaction des patients reflète-t-elle la qualité des soins ? faut-il veiller à ce que le patient soit satisfait ?

---

1. Pour en savoir plus sur ce thème on se reportera utilement à l'ouvrage de R. Launois et F. Reigner, *Décision thérapeutique et qualité de vie,* John Libbey Eurotext, Paris, 1992.

La satisfaction des patients reflète-t-elle la qualité des soins ?

La satisfaction du patient peut se comparer à celle du consommateur. Classiquement, l'économie libérale postule que le consommateur choisit les produits qu'il consomme en fonction d'un choix rationnel basé sur une information appropriée. Dans la mesure où le produit satisfait les attentes qu'il avait placées en lui, le consommateur est satisfait.

En termes de consommation médicale, la rationalité (et la liberté) des choix du consommateur de soins sont limitées par les facteurs suivants [15-17] :

— le consommateur (le malade) est *incertain* quant à la nécessité réelle de se faire soigner ;

— il est *incompétent* quant à la nature du service dont il a besoin, la compétence réelle des différents professionnels à sa disposition, ainsi qu'à la qualité des résultats de ce service, et ce d'autant plus que les procédures subies sont généralement désagréables et les résultats souvent différés, quand ils existent et sont perceptibles (la normalisation de ses chiffres tensionnels n'est pas perçue par le patient alors que la prise d'antihypertenseurs peut entraîner des effets secondaires désagréables). L'appréciation de la qualité des résultats peut en outre être très différente suivant qu'elle est portée par le malade ou par le médecin. Enfin, on sait que des patients peuvent être très satisfaits de soins de mauvaise qualité technique voire de nature frauduleuse.

Le consommateur de soins est donc contraint de déléguer à son médecin une partie considérable de son pouvoir de décision. Sa seule liberté, elle même soumise à de multiples pressions sociales, familiales, etc., réside dans la décision initiale d'avoir recours au système de soin, et au libre choix, du moins en France, de son interlocuteur. Au-delà, il se retrouve entre les mains d'un système qu'il comprend mal et contrôle peu.

Toutefois, comme nous l'avons dit précédemment, Donabedian distingue deux aspects aux soins médicaux : l'aspect technique et l'aspect relationnel et de confort (p. 42). Si le malade est généralement incompétent pour juger des bases scientifiques et des aspects techniques des traitements qui lui sont prodigués, il sait la manière dont il a été accueilli, s'il a ou non été informé de ce qu'il a et de ce qu'on va lui faire, il peut apprécier la politesse et la sollicitude des médecins et des infirmières à son égard, la rapidité avec laquelle on répond à sa sonnerie, le confort de son installation, le silence nocturne de la salle, la qualité de la nourriture, etc., de même qu'il sait s'il a ou non été soulagé de ses symptômes, s'il souffre et si l'on essaie ou non de calmer ses douleurs, enfin, il sait s'il a confiance ou non dans l'équipe qui l'a pris en charge, la confiance en son médecin étant l'élément primordial de la satisfaction d'un malade, bien au delà de tous les aspects de confort d'une hospitalisation [18].

Même s'ils ne préjugent pas de la pertinence et de l'efficacité technique des soins, tous ces éléments font partie de la qualité du service rendu.

Est-il nécessaire que le patient soit satisfait ?

La question est moins absurde qu'il n'y paraît a priori, car dans la mesure où l'on estime que la satisfaction du patient ne concerne finalement que des éléments subjectifs de la prise en charge, et que l'objectif d'une hospitalisation est que, content ou pas, la malade soit traité conformément aux dernières données de la science et, si possible, guéri, on peut penser que dans la mesure où l'on a tout fait pour que cet objectif soit rempli, tout le reste est littérature.

Or, de nombreuses raisons plaident en faveur de la satisfaction du patient.

La satisfaction du patient conditionne ses autres comportements [19] : un malade qui a compris ce qu'il a et qui a confiance en son médecin est plus susceptible de respecter les indications qui lui sont données, et son observance étant bonne, les résultats de son traitement ont plus de chances de produire les résultats attendus. Il est plus facile à traiter. Il a moins tendance à changer tout le temps de médecin et à rechercher de multiples avis ce qui, on le sait, augmente sa confusion, sa méfiance, et diminue ses chances. Les patients informés, confiants et satisfaits ont moins tendance à se plaindre de leur état de santé, sont collaboratifs, et leurs avis peuvent être riches d'enseignements pour les équipes médicales aussi bien qu'administratives qui les prennent en charge, parcequ'ils sont alors plus objectifs.

Enfin, le marché des soins devient de plus en plus concurrentiel, non seulement entre le public et le privé mais aussi entre établissements du secteur public [20]. Avec le développement du consumérisme, l'opinion des patients, parfois organisés en associations et de plus en plus relayée par les médias, devient déterminante dans le recours à tel ou tel établissement, telle ou telle technique, ainsi que pour l'image de la médecine et de la profession médicale dans l'opinion publique, que ce soit justifié ou non. A cet égard, l'indifférence trop fréquente de la profession médicale comme de ses tutelles aux aspects humains de son exercice lui a porté un tort considérable dans l'opinion et n'a pas peu contribué au regain de crédit des médecines dites naturelles.

Ainsi, sans parler d'une exigence morale qui pourrait paraître élémentaire, l'intérêt bien compris de la profession médicale lui commande de prêter une attention plus soutenue à la satisfaction de ses malades. Certaines administrations hospitalières l'ont bien compris, qui affichent, en termes qu'on peut juger discutables dans la mesure où il s'agit de maladie, "l'approche client". L'évaluation de la qualité des soins est, quant'à elle, une approche qui réoriente l'exercice de la médecine vers l'intérêt du malade plutôt que vers le plaisir de la procédure.

Au total : les résultats sont-ils un bon indicateur de la qualité des soins ?

Nous l'avons vu, la validité des résultats comme indicateur de la qualité des soins reste problématique. D'importantes recherches restent à faire si l'on veut développer des mesures de résultat qui aient une validité clinique [10] :

1) *Etablir des liens de causalité entre procédures et résultats* en l'absence desquels les résultats ne sauraient nous renseigner sur la qualité des procédures ;

2) *Etablir la validité des réponses des patients* : vu l'importance grandissante accordée aux mesures d'autonomie et de qualité de vie généralement obtenues par questionnaires remplis par les patients eux-mêmes, il faut savoir si les réponses sont pertinentes, valides et réplicables. Ceci dépend beaucoup de la qualité du questionaire lui-même, en particulier de la formulation des questions ;

3) *Etablir des mesures de résultat non invasives,* c'est-à-dire qui puissent être recueillies à partir de bases de données sans déranger le patient. De telles bases de données existent aux Etats-Unis dans les Agences responsables des soins et surtout chez les assureurs. Toutefois, elles ne contiennent pas nécessairement les informations pertinentes pour relier les résultats aux procédures, notamment en ce qui concerne la sévérité et le stade de la maladie. Des recherches doivent être menées en ce sens ;

4) Enfin, *établir des indicateurs de santé avec des composantes qualitatives et de satisfaction qui puissent être appliqués*

au contexte clinique, et dont la facilité d'utilisation permette de s'en servir en pratique courante.

Comme on le voit, si l'on souhaite mesurer la qualité des soins à l'aune des résultats, tout ou presque reste à faire.

RÉFÉRENCES

[1] Goldgerg M., Dab W., Chaperon J., et coll. "Indicateurs de santé et sanométrie : les aspects conceptuels des recherches récentes sur la mesure de l'état de santé d'une population", *Rev. Epid. et Santé Publ.* 1979,27:51-68.

[2] Gérin P., Dazord A., Boissel J.P., Hanauer M.T., "L'évaluation de la qualité de la vie dans les essais thérapeutiques", in *Pharmacologie clinique : actualité et perspectives II.* Strauch G. et Husson LM Eds. Colloque INSERM, 1989, Vol.185 pp. 159-81.

[3] Bardelli D., Sardacci R., "Measuring the quality of life in cancer clinical trials", in *Methods and impact of controlled therapeutic trials in cancer,* UICC Technical Reports series, 36:75-94. cité dans (2).

[4] Fowler F.J., Wennberg J.E., Timothy R.P., et coll., "Symptom status and quality of life following prostatectomy", *JAMA,* 1988,259:3018-22.

[5] Rumeau-Rouquette C., Bréart G., Padieu R., *Méthodes en Epidémiologie,* Flammarion Médecine-Sciences, Paris, 1990, 3e édition. p. 156 et Chap.XX.

[6] Jenicek M., Cléroux R., *Epidémiologie,* Edisem-Maloine, 1987. Chap.3.

[7] *Advances in health status assessment.* Med. Care Supp. 1989,27. (L'intégralité de ce supplément est consacrée à la mesure de l'état de santé).

[8] Loirat Ph., "Mesure de la qualité de vie ou de l'état de santé", in *Evaluation en réanimation,* sous la direction de Le Gall et Loirat Masson, Paris 1990, p.63.

[9] Patrick D.L., Deyo R.A., *Generic and disease-specific measures in assessing health status and quality of life,* in : [7] pp. 217-32.

[10] Lohr K.N., *Advances in health status assessment: overview of the conference,* in [7], pp. 1-11.

[11] Torrance G.W., Feeny D., "Utilities and Quality-adjusted life years", *Int. J. of Technology Assessment in Health Care,* 1989,5:559-75.

[12] Feeny D.H., Torrance G.W., *Incorporating utility-based quality of life assessment measures in clinical trials,* in [7],pp. 190-204.

[13] Grenier B., *Décision médicale,* Masson, Paris, 1990, p. 122 et suiv.

[14] Smith A., "Qualms about QALYs", *The Lancet,* May 16 1987:1164-6.

[15] Launois R.J., CES de santé publique. 1983. Module II. Cours no.23: Le rôle des différents acteurs du système de santé.

[16] Donabedian A., *Aspects of medical care administration.* A Commonwealth Fund Book, Harvard University Press. Camnbridge Mass. and London England, 1979, p. 17 et suiv.

[17] Arrow K.J., "Uncertainty and the welfare economics of medical care", *The American Economic Review,* 1963, LIII: 941-67.

[18] Rapport CADIS, Assistance Publique Hôpitaux de Paris, Rapport interne.

[19] Weisman E., Koch N., "Special patient satisfaction issue, Progress notes", *QRB* juin 1989:166-7.

[20] Vuori H., "Patient satisfaction — Does it matter ?", *Quality Assurance in Health Care,* 1991, 3: 183-9.

TROISIÈME PARTIE

Applications et exemples

Chapitre XII

Evaluation du bien-fondé des journées d'hospitalisation

Nous avons évoqué les variations constatées dans les taux d'hospitalisation (p. 4). Dans la mesure où ces variations ne sont pas entièrement expliquées par des facteurs objectifs comme la gravité de la maladie ou les conditions sociales du patient, on en conclut que certaines hospitalisations sont moins justifiées médicalement que d'autres. Des mesures financières unilatérales comme l'augmentation du coût de l'hospitalisation pour les patients seraient susceptibles de diminuer la quantité totale d'hospitalisations mais de manière indiscriminée, en diminuant les hospitalisations médicalement nécessaires comme les autres. Il est donc important de pouvoir disposer d'instruments qui d'une part détectent les journées d'hospitalisation qui ne sont pas médicalement utiles au malade, d'autre part en identifient les facteurs, pour tenter d'y remédier.

Le classique *Appropriateness Evaluation Protocol* de Gertman et Restuccia propose une série de vingt-sept critères objectifs permettant d'évaluer le bien fondé d'une journée donnée d'hospitalisation [1]. Le plus récent *Delay Tool* de Selker et coll. va plus loin en quantifiant l'importance des retards à la sortie des malades hospitalisés et en en faisant l'épidémiologie, c'est-à-dire en en identifiant les causes [2]. Nous présentons ci-dessous ces deux approches de l'évaluation du bien-fondé des journées d'hospitalisation.

1. ÉVALUATION DU BIEN-FONDÉ D'UNE JOURNÉE D'HOSPITALISATION : l'*Appropriateness Evaluation Protocol (A.E.P.)*

L'AEP est un instrument qui permet d'évaluer d'une part le bien fondé d'une journée d'hospitalisation au cours du séjour, d'autre part le bien fondé de l'admission elle-même, sur la base de critères objectifs. Il a été utilisé dans la plupart des travaux sur le bien fondé de l'hospitalisation que nous avons cités [5, 6, 7, p. 8].

Les objectifs de l'A.E.P. sont les suivants :

1. *Définir une méthode simple et facilement utilisable pour déterminer le bien fondé d'une journée d'hospitalisation sur la base de critères objectifs ;*
2. *Déterminer la raison pour laquelle une journée d'hospitalisation peut être considérée comme médicalement injustifiée ;*
3. *Déterminer si l'admission elle-même était ou non médicalement justifée.*

Cherchant à se baser sur des critères objectifs et reproductibles, facilement applicables à un grand nombre de malades hospitalisés, l'A.E.P. a été construit sur la base des quatre principes suivants :

1. *Indépendance par rapport au diagnostic* dans les limites de l'hospitalisation aiguë en médecine, chirurgie et gynécologie, les auteurs recommandant de développer des instruments spécifiques pour la pédiatrie, l'obstétrique, la psychiatrie et la rééducation. (Un A.E.P. pédiatrique a été développé par Kemper [7, p. 8].
2. *27 critères explicites* divisés en trois catégories : critères relatifs aux services médicaux requis par le malade; critères relatifs aux soins infirmiers et aux mesures de réanimation nécessaires ; critères relatifs à l'état du patient (v. Annexe III). Il s'agit donc de critères fonctionnels indépendants du diagnostic. Le nombre total des critères a été limité à priori à moins de trente items pour que la liste en soit suffisamment courte pour pouvoir être mémorisée et faciliter l'examen des dossiers.
3. *Coupe transversale "un jour donné"* : le bien-fondé de l'hospitalisation est estimé sur une coupe transversale de malades hospitalisés un jour donné plutôt que sur des séjours entiers de manière à éviter des biais dus aux durées des séjours et permettre l'utilisation de tests statistiques appliqués à la combinaison d'observations indépendantes.

4. *Préservation d'un élément de jugement médical.* Une liste de 27 items ne pouvant nécessairement pas rendre compte de manière exhaustive de toutes les circonstances justifiant une hospitalisation, les experts sont autorisés à juger d'eux-mêmes que même si aucun des critères retenus ne s'applique au cas examiné celui-ci relève tout de même d'une hospitalisation (faux positif), ou inversement, qu'il n'en relève pas, même si un des critères du protocole se trouvait satisfait dans le cas examiné (faux négatif). L'AEP associe ainsi à l'objectivité de critères préétablis un élément de jugement personnel.

L'AEP a été testé sur un échantillon de 100 journées d'hospitalisation. L'examen de chaque dossier a nécessité entre 7 et 10 minutes suivant la durée de l'hospitalisation du cas examiné.

Les résultats sont les suivants : *plus d'une journée d'hospitalisation sur quatre a été jugée par les experts comme étant médicalement injustifiée en fonction de l'AEP* c'est-à-dire suivant les 27 critères objectifs additionnés du jugement des experts.

Sur les 100 dossiers examinés, 43 % des journées et 11 % des admissions jugées injustifiées l'étaient parceque les soins ou services médicaux nécessaires auraient pû être délivrés en externe ou à domicile, c'est-à-dire à un niveau d'intensité de soins inférieur à celui de l'hospitalisation aiguë. Le degré d'accord entre experts, mesuré par le coefficient kappa, allait de 0,94 à 0,92 donc très bon (maximum = 1). Il est inférieur, à 0,70 environ, dans les cas de thérapeutiques nouvelles à propos desquelles les experts manifestent un degré d'accord plus faible sur le niveau d'intensité des soins que requiert leur administration.

L'on dispose donc, avec l'AEP, d'un instrument d'évaluation simple, réplicable, et facilement utilisable, n'entraînant de coût important ni sur le plan financier, ni sur le plan du temps nécesaire à son application (7 à 10 minutes par dossier). Modifiable suivant les spécialités et les différents contextes de soin, il préserve la liberté de jugement du médecin, tout en encadrant celle-ci dans des limites objectives, réduisant ainsi le degré d'incertitude de la décision médicale.

2. EPIDÉMIOLOGIE DES RETARDS A LA SORTIE DE L'HÔPITAL : le *Delay Tool* [2]

L'objectif du *Delay Tool* (*Delay* = retard ; *Tool* = instrument), est d'*identifier les retards à la sortie de l'hôpital qui sont médicalement injustifiés, de les quantifier, et de les rapporter à une cause précise sur laquelle il soit possible d'agir.*

Construction de l'instrument

Les auteurs définissent un retard comme "*une durée d'hospitalisation d'une journée au moins non requise pour les soins médicaux.*"

Après avoir revu la littérature et observé des malades hospitalisés dans deux services du New England Medical Center pendant un mois, les auteurs ont identifié *neuf causes principales* de retard à la sortie de l'hôpital (v. tableau 6) c'est-à-dire de temps pendant lequel le malade n'a pas médicalement besoin d'être hospitalisé. Des retards à la sortie dûs à une évolution défavorable de l'état de santé du patient ne sont évidemment pas comptés comme tels. Chaque cause étant divisée en sous-catégories, l'instrument comporte au total 166 causes de délai injustifié. Chaque retard est ensuite quantifié en nombre de journées. Un retard compte au moins une journée.

Tableau 8

Les neuf causes principales de retard à la sortie

1. ATTENTE D'UN RENDEZ-VOUS D'EXAMEN ;
2. ATTENTE D'UN RESULTAT D'EXAMEN ;
3. ATTENTE DE LA SALLE D'OPERATION ;
4. ATTENTE D'UNE CONSULTATION SPECIALISEE ;
5. PROBLEMES D'INDECISION LIES AU PATIENT OU A SA FAMILLE ;
6. PROBLEMES DE PRISE DE DECISION MEDICALE ;
7. ENSEIGNEMENT ET RECHERCHE ;
8. SORTIE NON OU MAL PLANIFIEE ;
9. ABSENCE DE SERVICES DE SUITE.

A l'aide de cette classification, tous les retards à la sortie constatés pendant la visite médicale au cours d'une période de six mois ont été attribués à une cause précise, et quantifiés. La reproductibilité de l'instrument a ensuite été testée en effectuant la même opération rétrospectivement sur dossier. L'évaluation de chaque dossier a nécessité en moyenne 6 minutes. La concordance entre la méthode simultanée et la méthode rétrospective a été jugée satisfaisante.

Résultats

Sur 960 malades hospitalisés durant 6 mois, avec un coefficient d'occuppation moyen de 93 %, 287 malades soit 30 % ont subi 455 retards, certains ayant subi plus d'un retard au cours d'une même hospitalisation. La durée moyenne des retards a été de 2,9 jours, totalisant 1314 journées qu'on pourrait qualifier de "non soignées" soit 17 % du total des journées d'hospitalisation. Les retards ne se répartissent pas de façon homogène entre services. Le service de Médecine Générale compte trois fois plus de retards dûs à l'attente de résultats d'examens que la moyenne. De même, le service de Gastro-entérologie compte 3,5 fois plus de retards dûs à l'attente d'une place en salle d'opération que la moyenne. Les causes les plus fréquentes des retard sont dans l'ordre : la programmation des examens (31 %), le manque de services de suite (lits de moyen-long séjour) (18 %), la prise de décision médicale (13 %), la planification de la sortie et l'attente de la salle d'opération, (12 % chacune). C'est toutefois le manque de services de suite qui totalise le plus grand nombre de journées de retard avec 41 % des jours non soignés contre 18 % pour la cause la plus fréquente, à savoir la programmation des examens.

De telles informations reflètent la performance des différents départements de l'hôpital et sont de ce fait importantes pour l'organisation hospitalière dans son ensemble. Si elles relèvent parfois de facteurs extérieurs, comme le manque de services de suite, elles sont toutes importantes à mettre en évidence, car elles indiquent les stratégies prioritaires à adopter en matière d'amélioration de la qualité et de l'efficience des soins, bien que les auteurs n'aient pas abordé l'analyse coût-efficacité des solutions éventuelles à apporter aux causes des retards, par exemple, la création de lits de long et moyen séjour, problème bien connu...

Complémentaire de l'AEP, le *Delay Tool* est plus informatif sur l'origine et le poids respectif des différentes causes de retards à la sortie. Jusqu'ici appliqué en Médecine Générale et en Gastro-entérologie adulte et pédiatrique (3), les auteurs recommandent de tester le *Delay Tool* dans d'autres spécialités de soins aigus.

RÉFÉRENCES

1. Gertman P.M., Restuccia J.D., "The Appropriateness Evaluation Protocol : a technique for assessing unnecessary days of hospital care", *Med. Care,* 1981,**XIX**:855-71.
2. Selker H.P., Beshansky J.R., Pauker S.G., Kassirer J.P., "The epidemiology of delays in a teaching hopsital. The development and use of a tool that detects unnecessary hospital days", *Med. Care,* 1988, **27**:112-29.
3. Klein J.D., Beshansky J.R., Selker H.P., "Using the delay tool to attribute causes for unnecessary pediatric hospital days", *Med. Care,* 1990, 28:982-9.

Chapitre XIII

La rationalisation du choix des examens complémentaires

1. GÉNÉRALITÉS SUR LA PRESCRIPTION DIAGNOSTIQUE

"Il est plus facile de prescrire une radio que de penser".

J.L. McClenahan[1]

La prescription des examens complémentaires est sans doute le thème d'évaluation des soins le plus abondamment traité dans la littérature. Les publications qui font état d'un excès de prescriptions d'examens diagnostiques sont légion. Par excès de prescription, on entend qu'un pourcentage significatif d'examens, que les auteurs estiment entre 25 et 40 % *n'apportent que peu ou pas d'informations supplémentaires significatives par rapport à un examen clinique bien conduit, et n'influencent pas la conduite à tenir face au patient.*

Un des arguments fréquemment avancés à l'appui de cette thèse est qu'un pourcentage important d examens demandés (53 % selon le CREDES [1]), sont normaux. Toutefois, il ne saurait être question de contester l'utilité du résultat normal. Au contraire, dans un contexte clinique donné, un résultat normal contribue à accroître ou à diminuer la probabilité conditionnelle de tel ou tel diagnostic envisagé [2]. Ce

---

1. McClenahan J.L., "Wasted X-rays. Radiology", 1970;**96**:453-6. Cité par Abrams [35].

n'est donc pas le résultat d'un examen qui doit constituer le critère de son utilité — ou, à l'inverse, de son inutilité — mais plutôt *la raison pour laquelle il est demandé.*

Il y a trois raisons principales de demander un examen complémentaire : le dépistage, le diagnostic, le suivi [3, 4]. Chacune de ces circonstances comporte des règles de prescription qui sont enseignées par l'épidémiologie clinique [5, 6, 7]. Le dépistage a pour objectif d'identifier une pathologie dans sa phase pré-clinique de manière à en améliorer le pronostic par un traitement précoce. Il s'adresse donc à un sujet asymptomatique. Il ne peut être efficace qu'à certaines conditions [8] (v. tableau 9).

Tableau 9

Conditions d'efficacité des examens de dépistage [8]

Il faut :

1. rechercher une maladie précise ;
2. que la maladie recherchée ait une prévalence importante ;
3. qu'elle comporte un stade pré-clinique détectable ;
4. qu'il existe pour le détecter des examens fiables et acceptables en termes de risque et de financement ;
5. que le traitement de la phase pré-clinique réduise de façon significative la mortalité et la morbidité dues à la maladie en question, par rapport au traitement commencé à un stade ultérieur ;
6. que les moyens nécessaires à la prise en charge des sujets positifs existent et leur soient accessibles.

La prescription d'examens dans un but diagnostique obéit également à des règles précises et doit notamment tenir compte de la valeur informative des tests c'est-à-dire de leur sensibilité, spécificité, valeurs prédictives positive et négative [9,10]. Bien que ces notions soient maintenant couramment enseignées aux étudiants en médecine, elles ne sont peut-être pas encore suffisamment appliquées en routine, où les prescripteurs ont davantage tendance à adopter une attitude "additive" que discriminante. Cette attitude est notamment encouragée par l'existence de formulaires de prescription sur lesquels figure la liste complète des examens disponibles, et d'analyseurs multiples qui n'encouragent pas la discrimination. Enfin, la réflexion demande du temps, alors que la prescription systématique, au contraire, en fait gagner. En tout état de cause, la prescription diagnostique devrait être guidée par les données de l'examen clinique, mais il est fréquent qu'à l'admission, des batteries d'examens soient demandées avant même que le malade ne soit vu. Quant'au suivi, son principal problème est la répétition excessive des examens.

2. FACTEURS DÉTERMINANTS DE LA PRESCRIPTION DIAGNOSTIQUE A L'HÔPITAL

Les principaux facteurs qui déterminent les caractères de la prescription des examens complémentaires sont au nombre de trois : les facteurs liés à l'hospitalisation, les facteurs liés au mode de fonctionnement des laboratoires, les facteurs liés à la pratique médicale [11, 12]. Ils n'ont pas tous la même importance.

Facteurs liés à l'hospitalisation

Le raccourcissement des durées de séjour a entraîné une intensification des soins. La prescription est concentrée aux premiers jours de l'hospitalisation et peut-être augmentée dans la mesure où l'on souhaite faire le maximum dans un minimum de temps. Par ailleurs le manque de temps, les habitudes des services, la réticence à "piquer" le malade trop souvent, font que les infirmiers devancent souvent la prescription médicale. On estime ainsi qu'un pourcentage important de prélèvements qui arrivent au laboratoire ne font l'objet d'aucune prescription [11].

Facteurs liés au fonctionnement des laboratoires

Les appareils multiparamétriques, qui ramènent automatiquement une série de résultats même quand ils n'ont pas tous été demandés, ont souvent été cités comme facteurs encourageant une attitude non discriminante au point que c'est le nom de l'appareil (SMA6) qui est prescrit et non l'examen [11]. On peut toutefois s'interroger sur l'importance de ce facteur : est-il à ce point fondamental de prescrire séparément des examens qui font partie pour la plupart d'un même ensemble séméiologique ? Plusieurs travaux que nous allons citer comptent la prescription d'un ionogramme pour un seul examen [22, 25]. En outre, supprimer les analyseurs multiples paraît irréaliste aujourd'hui, et d'un coût peut-être supérieur à celui qu'on veut maîtriser.

Plus importante semble la fréquente lenteur des communications entre laboratoires et services cliniques, qui fait répéter les examens faute d'en avoir reçu les résultats à temps. Ce facteur aussi, toutefois, devrait être bientôt corrigé avec les progrès, lents mais certains, de l'informatisation. Certainement plus grave est l'absence de communication entre médecins cliniciens et médecins des laboratoires.

Facteurs liés à la pratique médicale

Ce sont certainement les plus importants, et dans la mesure où il s'agit, comme toujours, de questions d'attitudes et de comportement, les plus difficiles à corriger.

D'abord une confiance excessive dans la valeur des examens de laboratoire. A l'origine de cette attitude on retrouve l'incertitude, le manque de confiance du clinicien, surtout jeune, dans ses capacités cliniques, et une méconnaissance des limites de la valeur informationnelle des examens et de leur variabilité naturelle [13]. L'augmentation du nombre d'examens disponibles est un facteur d'autant plus inflationniste que l'on a tendance à additionner les examens plutôt qu'à les substituer les uns aux autres.

Les demandes d'examens complémentaires, contrairement à la prescription thérapeutique, ne font pas toujours l'objet d'un choix réfléchi. De même, elles ne sont pas toujours discutées par les médecins les plus expérimentés du service. Il y a dans la prescription diagnostique un certain degré d'automatisme qui a pû faire évoquer une pratique "décérébrée" de la médecine [14]. Les facteurs de cet ordre sont plus importants que les erreurs de prescription proprement dites, et il s'agit davantage de prescriptions inappropriées que de prescriptions erronnées.

Les motivations médico-légales, moins importantes en France qu'aux Etats-Unis, jouent surtout un rôle dans le contexte des urgences ou en préopératoire.

*
* *

Nous présentons ci-dessous quelques unes des nombreuses expériences publiées dans la littérature pour tenter de rationaliser la prescription diagnostique. Les travaux que nous allons examiner portent sur trois cibles principales : les examens de routine, le bilan préopératoire, et la radiographie du thorax. Notre objectif n'est pas d'examiner ici les notions de sensibilité, de spécificité, et de valeurs prédictives positives et négatives des examens et les courbes ROC, qui relèvent de l'analyse de la décision médicale [9, 10]. Nous nous centrerons, comme nous l'avons fait jusqu'ici, sur les différentes stratégies mises en oeuvre pour tenter de modifier le comportement des prescripteurs et non leurs connaissances.

3. LES EXAMENS DE ROUTINE

Ce sont les examens que l'on prescrit à l'admission et pour le suivi du patient. Hubbel et coll. [15] ont évalué l'utilité clinique des examens inclus dans le bilan d'entrée de 301 patients admis dans le service de médecine générale d'un hôpital universitaire. *Pour être qualifié d'examen de "routine", un examen devait être prescrit le jour même de l'admission du patient, et ne devait ni être suggéré par l'anamnèse et/ou l'examen clinique, ni répondre à une plainte du patient, c'est-à-dire être prescrit sans indication médicale apparente.* Ce n'est donc pas l'examen en lui-même qui doit être considéré comme un "examen de routine", mais *les circonstances de sa prescription* qui le rendent tel. Dans cette étude, celles-ci furent déterminées individuellement pour chaque examen considéré par une technique des groupes nominatifs modifiée. Les examens considérés étaient: l'examen cyto-bactériologique des urines, l'hématocrite, la formule sanguine, les plaquettes, le ionogramme sanguin (sodium, potassium, chlore, bicarbonates, glycémie, urée) effectué sur multianalyseur SMA6, le taux de prothrombine, le temps de Quick, la radio de thorax et l'électrocardiogramme.

A été jugé "utile" tout examen dit de routine dont le résultat a entraîné la prescription d'un autre examen, l'instauration d'un nouveau traitement ou la modification d'un traitement existant, sans préjuger de son résultat normal ou pas.

45 % des examens évalués ont été considérés comme prescrits pour raison de routine. 12 % d'entre eux présentaient des résultats anormaux. La proportion de prescriptions "de routine" a varié suivant les examens considérés : 54 % des ECG contre 98 % des ionogrammes considérés comme un seul examen, 67 % pour la numération plaquettaire, etc. 5 % des examens prescrits ont entraîné la prescription d'examens supplémentaires, mais 0,5 % seulement ont entraîné des modifications de traitement. Certains examens n'ont jamais entraîné de modifications thérapeutiques, il s'agit de la formule sanguine, des plaquettes, du temps de Quick, de la natrémie, de la chlorémie, des bicarbonates, de l'urée sanguine, de la radio

thoracique et de l'ECG. 62 % des résultats anormaux n'ont entraîné aucune action de la part des médecins responsables, soit qu'ils ne leur aient pas attribué d'importance clinique, soit qu'ils n'en aient même pas pris connaissance.

Les résultats de cette étude permettent à ses auteurs d'affirmer que les examens de routine pourraient être supprimés sans grands dommages pour les malades de médecine générale, car dans un contexte hospitalier ils estiment peu probable qu'une maladie nécessitant une action immédiate puisse échapper à l'attention médicale même en l'absence d'examens de routine. *Les auteurs concluent que tout examen complémentaire ne devrait être prescrit que sur des indications médicales précises.*

*
* *

On trouve dans la littérature trois stratégies principales pour tenter de rationaliser la prescription diagnostique de routine. Des stratégies économiques, des stratégies dites administratives, et des stratégies pédagogiques.

Les stratégies économiques

Elles se caractérisent par le fait que leur objectif n'est pas l'amélioration de la qualité des soins mais la diminution du volume des prescriptions [16]. Elles s'adressent d'une part aux prescripteurs individuels, d'autre part aux systèmes.

Les stratégies économiques orientées vers les prescripteurs consistent d'une part à informer ces derniers du coût de leurs prescriptions, et d'autre part, à les intéresser matériellement à une réduction du volume de ces prescriptions.

Wones [17] a tenté de modifier le comportement prescripteur de trois groupes d'internes en médecine de première année en leur communiquant pendant deux mois les informations suivantes : pour le groupe 1 que le volume de leurs prescriptions allait être suivi, sans plus ; pour le groupe 2 : communication tous les 15 jours du coût total de leurs prescriptions, du nombre de malades concernés par ces prescriptions, du chiffre moyen d'examens par malade et par jour, du coût moyen des examens par malade et par jour, du coût total mensuel des prescriptions, de la nature des examens demandés, du coût de chaque examen, et du coût total par examen par ordre décroissant; pour le groupe 3 : communication de toutes les informations précédentes additionnées des relevés de prescription des autres groupes. En outre, chaque étudiant a été testé en début et en fin d'expérience sur sa connaissance du coût et du volume de la prescription de 25 examens courants. Il est intéressant de noter qu'avant l'expérience, aucun d'entre eux n'avait d'idée sur la quantité d'examens qu'il prescrivait.

En fin d'expérience, si la connaissance du coût des prescriptions s'était améliorée de façon significative pour les trois groupes, par contre, le volume des prescriptions était resté inchangé quel que soit le groupe concerné. Mais il faut noter que l'intervention consistait exclusivement à procurer aux étudiants "expérimentaux" un feedback informatisé sur les volumes et les coûts de leurs prescriptions, sans aucune intervention de nature pédagogique : elle était passive.

Dans une étude plus sommaire, Forrest et coll. [18] ont noté que la présence dans l'observation médicale du coût journalier et cumulé du séjour de chaque malade hospitalisé ne modifiait en rien le comportement prescripteur des chirurgiens d'un hôpital universitaire. Là aussi, l'expérience était passive[1].

Il semble au total [19] que les stratégies de modification de la prescription diagnostique, lorsqu'elles sont explicitement orientées vers la maîtrise des coûts et ne mettent en jeu que des incitations financières, n'obtiennent qu'une efficacité limitée du fait qu'elles ne s'adressent pas aux motivations profondes et aux intérêts intellectuels des médecins. Elles devraient de préférence être utilisées en association avec d'autres méthodes.

Les stratégies dites administratives

Elles recommandent aussi bien l'adoption de feuilles de prescription sur lesquelles toute demande d'examen doit être explicitement motivée et authentifiée par un sénior, sous peine de se voir refuser l'examen, que la limitation autoritaire par l'administration hospitalière du nombre d'examens autorisés par patient [19].

---

1. N.B. Les stratégies économiques qui s'adressent aux systèmes consistent à modifier les incitations économiques qu'ils contiennent. Il s'agit généralement de passer du remboursement rétrospectif à l'acte, à un remboursement prospectif de type forfaitaire : c'est le cas, aux Etats-Unis, du paiement par DRG (*Diagnosis-related Groups. V. lexique*) et des HMO (*Health Maintenance Organization*. V. lexique). En France, le budget global hospitalier est l'exemple d'un tel système comme l'est en Grande Bretagne, à l'échelle du pays, le budget national de la santé, voté par le Parlement au même titre que les autres grands budgets de la nation. En effet les systèmes de remboursement rétrospectifs, à l'acte ou au prix de journée, encouragent à multiplier les actes et les journées, alors que les systèmes forfaitaires, quel que soit leur niveau, incitent au contraire à l'économie d'actes.

La première méthode se heurte en France à la primauté du clinicien, auquel peu de laboratoires se sentent autorisés à discuter une prescription, surtout s'il s'agit d'un examen de routine. Cette méthode n'est donc appliquée qu'à propos d'examens lourds et/ou invasifs et n'est que difficilement applicable, ne serait-ce que pour des raisons pratiques, à la prescription de routine.

La méthode de la limitation du nombre des prescriptions autorisées nous ramène aux stratégies économiques. C'est un mode de forfaitisation, efficace parce qu'autoritaire, mais qui contrevient au principe de la libre prescription. Il n'a pas été utilisé jusqu'ici en France à notre connaissance. Si l'exemple des HMO[1] aux Etats-Unis nous démontre que la forfaitisation diminue effectivement les dépenses, il n'existe aucune garantie que ce ne soit qu'aux dépens des soins inappropriés que soient réalisées les économies lorsque cette méthode n'est pas accompagnée de mesures d'évaluation médicale.

Les méthodes pédagogiques

Ce sont celles qui, au moins initialement, marchent le mieux.

Dans un service de médecine générale en Grande Bretagne, Fowkes et coll. [20] ont mis au point par une méthode de consensus informel une série de règles de prescription pour les examens de biochimie et d'hématologie concernant les neuf diagnostics les plus fréquents de l'unité. Ces règles de prescription ont ensuite été distribuées aux internes, en leur précisant qu'elles n'étaient qu'indicatives, et que le jugement clinique devait rester prioritaire. La prescription fut ensuite évaluée sur les dossiers des sortants lors d'un staff hebdomadaire de 45 minutes, et les demandes inutiles identifiées. Le niveau de prescription de référence avait préalablement été enregistré pendant six semaines avant la diffusion des règles de prescription et l'instauration des staffs. L'expérience dura dix semaines. La prescription d'une unité voisine où l'expérience n'avait pas lieu était considérée comme témoin. Ne furent comptabilisés que les examens des patients dont toute la durée d'hospitalisation s'est déroulée au cours de l'expérience pour éviter les biais dus à l'intensité décroissante des prescriptions au cours du séjour.

Dans l'unité expérimentale, le nombre moyen de demandes d'examens diminua de 45 % pour l'hématologie, et de 39 % pour la biochimie entre la période de référence et la durée de l'expérience. Dans l'unité témoin, une diminution non significative de 13 et 26 % fut également observée. En outre, la répartition du nombre d'examens par

---

1. *Health Maintenance Organization*. V. lexique.

patients se modifia dans l'unité expérimentale : le nombre de patients pour lesquels aucun examen ne fut demandé passa de 17 à 26 %, ceux auxquels il ne fut prescrit que 1 à 5 examens passèrent de 33 à 48 %, et la proportion de patients subissant plus de 5 examens diminua de 50 à 25 %. Le même phénomène ne fut pas observé dans l'unité témoin. Les examens répétés comptent pour la moitié de la diminution totale de la prescription. Les examens dont la prescription diminua le plus sont la glycémie et la vitesse de sédimentation.

En France, le Service de l'Evaluation des Soins de la Direction du Plan de l'Assistance Publique-Hôpitaux de Paris a procédé à une expérience de rationalisation de la prescription diagnostique de routine dans une étude multicentrique réunissant 7 services cliniques et 7 laboratoires dans quatre hôpitaux universitaires [21]. Deux interventions étaient proposées aux services cliniques : une intervention dite administrative : la prescription devait être motivée et signée lisiblement sous peine que le prélèvement soit refusé par le laboratoire (cette intervention ne s'est pas révélée opérationnelle sur le seul site qui l'ait adoptée) ; et une intervention pédagogique, adoptée par tous les sites et qui s'est révélée efficace.

L'intervention consistait en un staff hebdomadaire d'une heure au cours duquel la pertinence des prescriptions diagnostiques de quatre dossiers étaient discutées par l'équipe médicale : l'objectif en effet n'était pas de prescrire *moins*, ce qui n'a aucun sens médical, mais de prescrire *mieux*, et les examens non prescrits mais qui auraient dû l'être étaient notés, tout comme les examens jugés inutiles ou bien prescrits. Les dossiers discutés ne devaient pas être choisis en fonction d'un quelconque problème de prescription, mais tirés au sort, de manière à représenter les modes de prescription habituels du service. La discussion se fondait sur le jugement médical. L'expérience a duré huit semaines, avec six semaines de suivi. Auparavant, le niveau de prescription de référence des services avait été enregistré pendant trois semaines. Cette période de référence constituait le témoin de chaque service.

Les données n'ont pû être analysées que dans trois hôpitaux pour des questions de qualité du recueil. Dans les trois hôpitaux analysés le volume des prescriptions a baissé en moyenne de 23 % pendant l'intervention avec des maximums de – 36 à - 70 %. La baisse du niveau des prescriptions s'est maintenue en moyenne pendant la période de suivi, avec des maximums allant jusqu'à – 54 %. L'essentiel de la baisse du volume des prescriptions a porté sur les examens répétés.

Les stratégies associées

Les expériences de modification du comportement prescripteur associent souvent deux ou plusieurs stratégies. Ainsi, au cours d'un essai comparatif entre deux méthodes visant à modifier le comportement prescripteur d'internes en médecine répartis en trois groupes, Martin et coll. [22] ont comparé l'effet sur la prescription pour le premier groupe d'un intéressement matériel modeste à une diminution de 20 % des examens biologiques et de 10 % des radios (intéressement sous la forme de bons pour l'achat de livres ou de revues de médecine, la morale est sauve...), pour le deuxième groupe d'une discussion pédagogique de la pertinence des prescriptions sur dossier, le troisième groupe étant considéré comme témoin, mais informé du déroulement de cette expérience, qui a duré un an.

Au total, alors que sur l'année, les trois groupes ont, à un moment donné, diminué le volume de leurs prescriptions, cette diminution a été modérée et transitoire pour le groupe contrôle et le groupe "intéressé", tandis qu'elle a été importante et durable pour le groupe qu'on appellera "pédagogique." En outre, chez ce dernier groupe, la modification de la prescription a également concerné des examens qui n'étaient pas inclus dans l'évaluation, c'est-à-dire qu'elle a modifié l'attitude de prescription dans son ensemble.

Kroenke et coll. ont associé une intervention pédagogique et une intervention administrative pour rationaliser la prescription de trois examens diagnostiques de routine dans un hôpital universitaire: l'examen cyto-bactériologique des urines, la culture de l'expectoration et la culture urinaire [23]. L'originalité de cette étude consiste dans le fait que ses auteurs ont souhaité s'assurer que la diminution des prescriptions généralement observée au cours de travaux de ce genre ne comportait pas de risque pour les malades de ne pas recevoir les examens nécessités par leur état ("sous-utilisation"). En effet, la diminution du volume des prescriptions au cours de ces expériences devrait se faire exclusivement aux dépens des demandes infondées et non des examens nécessaires.

Des critères de prescription explicites furent formulés par consensus pour les trois examens suivis. Après évaluation de la prescription de référence, une intervention éducative de 10 semaines fut menée, au cours de laquelle les critères de prescription furent enseignés aux internes en médecine. Cette intervention éducative fut suivie par quatre semaines d'intervention administrative, au cours de laquelle les internes devaient motiver leurs demandes sur la feuille de prescription. Pendant les périodes d'intervention, tous les résumés d'hospitalisation furent revus par les responsables de l'étude pour veiller à ce qu'aucun examen nécessaire n'ait été omis. L'évaluation de la sous-utilisation était donc fondée sur le seul jugement médical.

Comme on pouvait s'y attendre, au cours de cette expérience, le volume des prescriptions diminua, mais ce qui est plus intéressant du point de vue qui nous occuppe ici c'est que d'une part, le pourcentage d'examens indiqués, c'est-à-dire répondant aux critères de prescription augmenta de 60 % à plus de 80 % et il ne fut constaté que sept cas d'examens nécessaires non prescrits.

*

* *

On voit par ce qui précède que les expériences de rationalisation de la prescription diagnostique réussit généralement à diminuer le volume des examens prescrits sans dommage apparent pour les malades. Mais le principal problème de ces expériences est la brièveté de leurs effets. Quand l'intervention cesse, la motivation disparaît avec elle, et les automatismes reprennent le dessus. A cet égard, l'expérience de Griner est significative pour avoir obtenu des modifications durables du comportement prescripteur, mais elle s'est étendue sur sept ans [24].

L'auteur a d'abord compté le nombre moyen d'examens de laboratoire, de radios du thorax et d'ECG effectués par patient dans le service de médecine d'un hôpital universitaire en 1970, 71, 76 et 77. Il a également évalué le coût moyen des examens de laboratoire, et celui de l'hospitalisation en 1970 et 1977. L'augmentation du coût des examens pendant ces 7 années a été comparé à celui de l'hospitalisation totale, et la part des examens de laboratoire dans le coût total de l'hospitalisation évaluée.

Parallèlement, diverses actions de sensibilisation des médecins aux problèmes de la prescription étaient entreprises : d'abord une analyse des modalités de la prescription par les médecins eux-mêmes pour identifier les facteurs de la prescription inappropriée. Ces facteurs ont été identifiés en comparant les modes de prescription effectifs à des critères implicites et explicites de bonne prescription, et en les discutant en groupe au cours de séances de révision collectives, mais aussi en examinant le circuit de la prescription, de la réalisation, du retour du résultat et de son contrôle par le médecin, la communication entre cliniciens et laboratoires, etc.

De multiples actions pédagogiques étaient entreprises en même temps. La radio thoracique systématique à l'admission était supprimée. Des conférences hebdomadaires étaient organisées à destination des résidents de troisième année sur la sensibilité et la spécificité des examens de laboratoire, sur l'interprétation probabiliste des résultats, sur l'utilisation des examens de laboratoire chez le "patient sain", ainsi que sur les problèmes de maîtrise des coûts et de financement des hôpitaux. Un document contenant la liste des prix des examens était placé à chaque étage, et le coût de l'hospitalisation de chacun de ses patients a été distribué à chaque résident, en outre la prescription diagnostique faisait l'objet de discussions critiques lors des visites, etc.

Toutes ces actions se sont déroulées successivement ou simultanément au cours des sept années qu'a duré l'expérience. Alors qu'entre 1965 et 1970, les prescriptions de biochimie avaient augmenté de 95 %, entre 1970 et 1977, la proportion d'examens de biochimie demandés a diminué, et il n'y a pas eu d'augmentation de la prescription en hématologie, microbiologie et radiologie diagnostique. Il faut noter cependant qu'après l'installation des analyseurs multiples, les ionogrammes ont été comptés pour un seul examen. Malgré cela, l'augmentation du coût des examens de laboratoire a été considérablement plus faible que celle du coût total de l'hospitalisation (83 % contre 128 %).

4. LE BILAN PRÉOPÉRATOIRE

C'est sans doute la circonstance clinique au cours de laquelle la prescription diagnostique a été le plus étudiée, aussi bien en ce qui concerne le bilan biologique que la radiographie du thorax.

Une étude INSERM sur l'anesthésie nous informe qu'un cliché est effectué sur 57 % des sujets anesthésiés, soit 2 millions de clichés préopératoires [25]. La même enquête affirme que les examens complémentaires courants sont réalisés chez plus de 60 % des sujets anesthésiés en France. 50 % d'entre eux ont moins de 35 ans, 70 % n'ont aucune pathologie associée à la cause de l'intervention et 80 % sont ASA1[1], on peut en déduire que la majorité de ces examens sont cliniquement injustifiés, et résultent de la routine. Etant donné le nombre d'interventions chirurgicales annuelles en France (3,5 millions) on en conclut qu'un nombre considérable d'examens effectués en préopératoire sont "inutiles". Cette situation se retrouve dans tous les pays industrialisés. Aux Etats-Unis, Kaplan et coll. ont conclu que les examens préopératoires étaient inutiles dans 60 % des cas avec des extrêmes allant jusqu'à 94 % pour la numération plaquettaire [26]. En France, Bléry, Charpak et coll. qui ont consacré d'importants travaux à la prescription préopératoire concluent, au terme d'une revue des travaux portant sur ce sujet, que *les bilans de routine préopératoires sont cliniquement injustifiés et doivent être*

1. ASA : *American Society of Anesthesiologists.* Classification ASA des patients chirurgicaux. V. lexique.

abandonnés en faveur d'une prescription sélective d'examens, réalisée au cas par cas, à la suite d'un examen clinique attentif [27].

Ils ont testé cette conclusion au cours d'une étude prospective dans laquelle ils ont évalué l'application d'un protocole de prescription sélective de 12 examens courants préopératoires chez les patients sains dans un hôpital universitaire, supprimant ainsi toute prescription de routine [28]. Des indications pour chaque examen furent déterminées, d'après la littérature et l'avis des experts, en fonction des caractéristiques des patients et du type de chirurgie prévu (majeure, mineure), toutefois, chaque médecin restait libre de prescrire tout examen qu'il jugeait nécessaire en plus ou en moins du protocole. L'utilité clinique des examens était évaluée d'une part par un programme informatique, d'autre part par les anesthésistes. En fonction des évènements post-opératoires, 0,4 % d'examens non prescrits furent jugés utiles par le programme informatique et 0,2 % d'après les anesthésistes. Mais 18 % des examens prescrits ne figuraient pas sur le protocole. Aucun évènement indésirable n'a nécessité la modification du protocole en cours d'étude, et l'examen des dossiers a révélé qu'aucun décès et aucune complication post-opératoire ne pouvaient être attribués à l'omission d'un examen, bien que dans 10 cas sur 3886 l'absence de certains examens ait gêné le diagnostic ou le traitement. Toutefois, les auteurs estiment que ces difficultés auraient pû être évitées par un examen clinique plus approfondi. Ils concluent que l'abandon de la prescription systématique est possible dans un contexte universitaire, sans entraîner d'effets indésirables pour les patients. Il reste à raffiner les indications de manière à diminuer la quantité d'examens prescrits hors protocole [29, 30].

Sur la plan médico-légal, Bléry et Charpak rappellent qu'*aucun examen complémentaire n'est nommément requis par la règlementation en matière pré-opératoire,* et que la jurisprudence n'a jamais mis en cause l'omission d'examens complémentaires pré-opératoires de façon isolée. Ce que la loi requiert, dans sa sagesse, ce sont *des soins médicaux consciencieux, attentifs et conformes aux données acquises de la science.* Ce n'est que si un examen donné est explicitement récusé après un examen clinique rigoureux, que cette omission peut être considérée comme une négligence dans le cas où un dommage survient au patient.

Lors d'une évaluation du bilan préopératoire dans huit hôpitaux aux Pays-Bas, dont cinq universitaires, Klazinga et coll. ont constaté une évolution du comportement des médecins vers la prescription de moins d'examens en préopératoire [31].

5. LA RADIOGRAPHIE DU THORAX

Utlisation

En France, un séminaire de travail coordonné par Frija, Hirsch et l'Unité 240 de l'INSERM a fait le point sur l'utilitsation (et l'utilité) de la radiographie systématique dans les différentes circonstances de sa prescription. Ce séminaire a donné lieu à la publication d'un numéro spécial du Concours Médical [32]. Dans ce numéro, Le Gales et Lefaure [33] évaluent à 45,4 millions le nombre d'actes de radiodiagnostic réalisés en France en 1982. Si on y ajoute les clichés effectués en médecine du travail et en médecine préventive, on atteint le chiffre de 54,4 millions d'actes, soit près d'un examen par personne et par an. 43,8 % de ces actes sont des clichés du thorax, soit 23 850 000 radios standard du thorax en 1982. Parmi ces radios, les clichés systématiques sont ceux du dépistage de la tuberculose (9 millions), et ceux de l'admission à l'hôpital et du préopératoire non cardio-pulmonaire réalisés sans motivation clinique, soit plus de 23 % du total. On note que les clichés systématiques à l'admission sont surtout réalisés dans le secteur public : 19 % des admissions dans le public contre 2% dans le privé. (Mais on sait aussi que la qualité des soins est supposée être "meilleure" dans le public que dans le privé, bien qu'aucune évaluation objective ne soit venue étayer cette "impression").

Ces clichés sont-ils utiles ? Si l'on dispose de travaux sur la prescription préopératoire, en radiologie comme en biologie, on ne dispose malheureusement pas de travaux équivalents pour la prescription à l'admission. Aux Etats-Unis, Abrams a défini l'utilisation excessive de radiographies comme "trop d'irradiation par film, trop de films par examen et trop d'examens par patient"[34]. Si c'est l'insuffisante formation des manipulateurs qu'il rend responsable de l'excès d'irradiation, il énumère par ailleurs les facteurs qui sont à l'origine de l'excès d'examens par patient. Pour l'essentiel, ces facteurs sont les mêmes que ceux que nous avons vus pour la prescription diagnostique en général. Comme pour les examens biologiques, l'ignorance des limitations techniques des différentes radios entraîne des prescriptions inappropriées, et se rapporte à l'insuffisance de l'enseignement médical sur ce sujet ; la trop grande dépendance des médecins sur l'information apportée par la radiologie, "forme de psychothérapie qui leur apporte une fausse sécurité avec l'impression d'agir", aussi bien pour le diagnostic que pour le suivi ; la réticence des radiologues à discuter les prescriptions d'examens de routine comme la radio du thorax ; la demande des patients à laquelle on ne résiste pas ; les examens sans motivation clinique sous prétexte de dépistage, la médecine défensive, tous ces facteurs et quelques autres comme la réalisation de nombreux examens d'imagerie par des non radiologues (en ville), concourent à donner de la prescription en radiologie la même image qu'en biologie : une prescription non discriminante et trop souvent motivée par d'autres raisons que des raisons cliniques.

Tentatives de rationalisation

L'expérience princeps en matière de rationalisation de la prescription en radiologie préopératoire est celle du Collège Royal des Radiologistes anglais [35, 36]. Celui-ci a, en 1979, réalisé une évaluation nationale de l utilisation de la radiographie thoracique en préopératoire. L'objectif de cette évaluation était de démontrer aux praticiens, lesquels étaient à l'époque encore plus rétifs au changement qu'ils ne le sont aujourd'hui, la nécessité de modifier certaines pratiques comme l'utilisation excessive de clichés thoraciques systématiques. Cette évaluation a montré des variations d'utilisation allant de 1 à 5, dont la plus grande part ne pouvait être expliquée par des différences dans l'âge des patients, le type de chirurgie, ou le case-mix[1] des différentes spécialités. A la suite de cette étude le Collège émit la suggestion de limiter à 12 % des opérés non cardio-pulmonaires la réalisation de clichés thoraciques pré-opératoires. Cette recommandation qui n'a pas beaucoup de sens en soi avait uniquement pour objectif de préparer le terrain à la formulation de *guidelines* plus précis. Ce qui fut fait en 1983, après qu'une autre étude eût démontré en 1981 que suite à l'application de la suggestion du Collège dans deux hôpitaux du Pays de Galles, la quantité de clichés thoraciques avait sensiblement diminué sans entraîner d'augmentation ni des durées de séjour ni de la mortalité post-opératoire [37].

Les recommandations du Collège Royal (Tableau 10) ont été facilement acceptées par la communauté médicale britannique, ainsi que le prouvent les travaux réalisés à la suite de leur diffusion. Fowkes et coll. [38] ont comparé l'efficacité de quatre stratégies destinées à faire observer les recommandations du Collège, dans quatre hôpitaux en Angleterre et au Pays de Galles, un cinquième hôpital faisant fonction de témoin, pendant un an. L'hôpital A créa un comité de suivi de l'utilisation des radios du thorax, comprenant des représentants des services de radiologie, chirurgie, gynécologie-

---

1. V. lexique.

Tableau 10

Recommandations du Collège Royal des radiologistes pour l'utilisation du cliché thoracique préopératoire

Le cliché thoracique systématique préopératoire ne se justifie plus.

Toutefois, une radio du thorax préopératoire peut être cliniquement justifiée chez certains patients dans les catégories suivantes :

i. ceux qui présentent des symptômes respiratoires ou qui pourraient présenter des métastases ;

ii. ceux qui sont à risque de présenter une maladie cardio-respiratoire et qui n'ont pas subi de radio thoracique au cours des 12 derniers mois ;

iii. des immigrants récents âgés de 18 ans et plus en provenance de pays où la tuberculose est endémique et qui n'ont pas subi de radiographie pulmonaire au cours des 12 derniers mois.

Il faut noter qu'aucune des indications ci-dessus ne doit être considérée comme systématique, et que l'examen doit donc être, comme toujours, motivé.

obstétrique et anesthésie. Ce comité a fait afficher les recommandations du Collège dans les services concernés, et s'est réuni trois fois dans l'année pour suivre l'évolution des prescriptions. Dans l'hôpital B, les chirurgiens ont eu trois rappels au cours de l'année des recommandations du Collège, sur leur taux de prescription observé comparé à leur taux de prescription attendu en fonction des recommandations du Collège. Ils devaient aussi diffuser les recommandations à leurs étudiants. L'hôpital C modifia la feuille de prescription des radios de thorax : n'y figuraient que les indications retenues par le Collège que le prescripteur devait cocher. Dans l'hôpital D les demandes de radios de thorax étaient revues par les radiologues, qui discutaient avec le prescripteur de toute demande qualifiée de "routine" ou non motivée. L'hôpital E était témoin: rien n'y fut modifié. C'est dans l'hôpital A que les résultats les plus substantiels furent observés. Le taux de radios thoraciques chuta de 27,7 clichés pour 100 patients à 8,5 puis remonta à 12,4. Dans l'hôpital B la prescription baissa respectivement de 22 et de 28 % à chaque feedback. Les résultats des autres méthodes furent moins sensibles.

Bléry, Charpak et Chastang ont également testé l'effet de la diffusion de recommandations de prescription sélective dans un hôpital universitaire dont ils ne nous disent pas comment elles ont été élaborées mais qui ont été acceptées par tous les prescripteurs potentiels de radios thoraciques de l'hôpital (v. tableau 11) [39].

Tableau 11

Recommandations de prescription du cliché thoracique préopératoire [39]

- — Affections pulmonaires aiguës ou chroniques ;
- — Affections cardio-vasculaires ;
- — Affections néoplasiques ;
- — Grandes urgences chirurgicales ;
- — Fumeurs de > 50ans ;
- — Immunodépression ;
- — Migrants sans contrôle sanitaire

A la suite de la diffusion de ces recommandations, 28 % des patients seulement ont eu un cliché thoracique en préopératoire. 50 % de ces clichés furent jugés anormaux. Devant ce chiffre inhabituel, les auteurs soulignent que le taux d'anomalie est par définition dépendant de ce que l'on qualifie de normal. Ici, l'index cardio-thoracique normal était fixé à 0,50. La cardiomégalie étant une anomalie très fréquente, si l'index avait été fixé à 0,55, le nombre de clichés anormaux aurait diminué de 43 %. 5 % de clichés anormaux ont eu un impact sur les soins pré et per-opératoires. Les anesthésistes ont jugé que 15 % des clichés préopératoires avaient été utiles à un moment ou à un autre de l'hospitalisation quel qu'en ait été le résultat, ce qui démontre encore une fois que ce n'est pas à son caractère normal ou pas que l'on peut juger de l'"inutilité" d'un examen. Seuls 2 clichés non réalisés ont manqué aux anesthésistes, et les patients n'ayant pas eu de cliché thoracique préopératoire sont aussi ceux qui ont présenté le moins de complications dans les suites. Ici aussi, il faut noter que les prescripteurs se sont écartés des recommandations dans 33 % des cas. Ce travail démontre, comme celui qui portait sur la prescription d'examens biologiques, que l'on peut, sans dommage pour les patients, supprimer la radio du thorax systématique en préopératoire.

CONCLUSIONS

On voit qu' il est possible de modifier le comportement prescripteur des médecins, en particulier lorsqu'on s'adresse à leurs intérêts intellectuels au moyen d'interventions de nature pédagogique : mise au point de critères de prescription, cours, révisions de la prescription en staff, et en leur demandant non pas de prescrire moins, mais mieux.

Le problème de ces interventions est que leur effet s'arrête en même temps qu'elles, et que l'inertie des automatismes reprend bientôt le dessus. La seule manière de modifier les comportements en profondeur et de façon durable est de répéter les interventions, et de faire de l'enseignement de la pratique médicale un enseignement à part entière, au même titre que la théorie. La complexité actuelle de la médecine rend un tel enseignement indispensable.

RÉFÉRENCES

[1] Com Ruelle L., *Les analyses de laboratoire en hospitalisation* CREDES, 1986.

[2] Gorry G.A., Pauker S.G., Schwartz W.B. "The diagnostic importance of the normal finding", *NEJM* 1978,**298**:486-9.

[3] Griner P.F., Glaser, "Misuse of laboratory tests and diagnostic procedures", *NEJM,* 1982, **307**:1336-9.

[4] Connelly, Steele, "Laboratory utlisation. Problems and solutions", *Arch.Pathol.Lab. Med.* 1980,104:59-62.

[5] Fletcher R.H., Fletcher S.W., Wagner E.H., *Clinical epidemiology. The essentials,* Williams & Wilkins. 2e édition.

[6] Sackett D.L., Haynes R.B., Tugwell P., *Clinical epidemiology. A basic science for clinical medicine* , Little Brown and C. 1985.

[7] Jenicek M., Cléroux R., *Epidémiologie clinique,* Clinimétrie. Edisem Maloine, 1985.

[8] Thompson R.S., Kirz H.L., Gold R.A., "Changes in physician behavior and cost-savings associated with organizational recommendations on the use of "routine" chest X rays and multichannel blood tests", *Preventive Medicine* 1983;**12**:385-96.

[9] Lacaine F., Hugier M., Grémy F., "L'efficacité d'un examen à but diagnostique : de la donnée à la décision médicale", *La Nouvelle Presse Médicale,* 1978;**7**:1451-3.

[10] Poynard T., "Evaluation des moyens diagnostiques : les indices informationnels", *La Revue du Praticien,* 1983,**33**:985-90.

— "Evaluation des moyens diagnostiques : les pièges", *La Revue du Praticien,* 1983;**33**:993-7.

[11] Sultan C., "Réflexions sur l'évolution de la consommation d'actes de biologie", Rapport interne. Hôpital Henri-Mondor.

[12] Wertman, "Why do physicians order laboratory tests", *JAMA*,1980,**243**:2080-2.

[13] Fraser C.G., Fogarty Y., "Interpreting laboratory results", *BMJ,* 1989,**298**:1659-60.

[14] Reiser, *Medicine and the reign of technology,* Cambridge University Press. NY. 1978. cité par Connelly et Steele (4).

[15] Hubbel F.A., Frye E.B., Akin B.V., Rucker L., "Routine admission laboratory testing for general medical patients", *Med. Care,* 1988, 26:619-30.

[16] Lomas J., Haynes R.B., "A taxonomy and critical review of tested strategies for the application of clinical practice recommendations: from "official" to "individual" clinical policies", *Am. J. of Prev. Med.* 1988;**4**:77-97.

[17] Wones R.G., "Failure of low-cost audits with feedback to reduce laboratory test utilization", *Med. Care,* 1987,**25**:78-82.

[18] Forrest J.B., Ritchie W.P., Hudson M. et coll., "Cost-containment through cost-awareness : a strategy that failed", *Surgery,* 1981,**90**:154-158.

[19] Grossman R.M., "A review of physician cost-containment strategies for laboratory testing", *Med. Care* 1983,**21**:783-802.

[20] Fowkes F.G.R., Hall R., Scanlon M.F. et coll., "Trial of strategy for reducing the use of laboratory tests", *BMJ* 1986, **292**:883-5.

[21] Giraud A., Fournier V., Gerbaud L., Jolly D., "Comment rationaliser la prescription diagnostique de routine. Une expérience", *La Presse Médicale,*1991,**20**:535-8.

[22] Martin A.R., Wolf M.A. Thibodeau L.A. et coll., "A trial of two strategies to modify the test-ordering behavior of medical residents", *NEJM* 1980,**303**:1330-6.

[23] Kroenke K., Hanley J.F., Copley J.B. et coll., "Improving house staff ordering of three common laboratory tests. Reductions in test ordering need not result in underutilization", *Med. Care,* 1987;**25**:928-35.

[24] Griner P.F., "Use of laboratory tests in a teaching hospital: long-term trends. Reductions in use and relative cost", *Annals of Internal Medicine,* 1979;**90**:243-8.

[25] Hatton F., Tiret L., Maujol K. et coll., "Enquête épidémiologique sur les anesthésies. Premiers résultats", *Ann. Fr. Anesth. Réanim.* 1983,**2**:332-85.

[26] Kaplan E.B., Sheiner L.B., Boeckman A.J. et coll., "The usefulness of preoperative laboratory screening", *JAMA* 1985,**253**:3576-81.

[27] Bléry C., Charpak Y., Tiret L., *Le choix des examens complémentaires préopératoires.* Conférences d'actualisation 1987. Soc. Fr. d'Anesth. Réanim., pp. 193-210.

[28] Bléry C. Charpak Y., Ben Kemmoun R. et coll., "Evaluation d'un protocole de prescription sélective des examens paracliniques préopératoires chez des sujets sains", *Ann. Fr. Anesth. Réanim.* 1987,**6**:64-70.

[29] Bléry C., Charpak Y., Szatan M. et coll., "Evaluation of a protocol for selective ordering of preoperative tests", *The Lancet,* Jan.18,1986:139-41.

[30] Charpak Y., Bléry C., Chastang C., et coll., "Usefulness of selectively ordered preoperative tests", *Med. Care,*1988,**26**:95-104.

[31] Klazinga N., Helsloot R., "Quality assurance of pre-operative assessment. A review of quality assurance activities related to pre-operative assessment in nine hospitals in the Netherlands", *Quality Assurance in Health Care,*1989;1:45-53.

[32] Le Concours Médical, 1987, **109**, no.17. *La radio thoracique systématique, à l'hôpital, en préopératoire, en médecine préventive, en dépistage.*

[33] Le Galès C., Lefaure C., "Les pratiques actuelles de la radiologie du thorax en France", *Conc. Med. op. cit.*:1556-8.

[34] Abrams H.L., "The "overutilization" of x-rays", *NEJM,* 1979;**300**:1213-16.

[35] Fowkes F.G.R., Roberts C.J., "Introducing guidelines in clinical practice", *Effective Health Care,*1894;**1**:313-22.

[36] Roberts C.J., "Towards the effective use of diagnostic radiology in surgical practice : discussion paper", *Journal of the Royal Society of Medicine,*1983,**76**:755-9.

[37] Roberts C.J., Fowkes F.G.R., Ennis W.P., Mitchell M., "Possible impact of audit on chest x-ray requests from surgical wards", *The Lancet,* 1983, Aug.20:446-7.

[38] Fowkes F.G.R., Evans K.T., Hartley G. et coll., "Multicentre trial of four strategies to reduce use of a radiological test", *The Lancet,* 1986, Feb.15:367-70.

[39] Bléry C., Charpak Y., Chastang Cl., "Cliché thoracique préopératoire en chirurgie non cardio-pulmonaire", *Conc. Med. op.cit.*:1568-71.

Chapitre XIV

Exemples de méthodes globales d'évaluation des soins

Nous présentons ici trois exemples de méthodes d'évaluation des soins qui cherchent à apprécier globalement procédures et résultats, en application du cycle de l'amélioration de la qualité des soins : la méthode des traceurs de Kessner, le *Health Accounting System* de Williamson et l'auto-évaluation collective de Didier Mellière.

1. LA MÉTHODE DES TRACEURS

La méthode des traceurs [1] évalue la qualité des soins d'un établissement ou d'un service hospitaliers par le suivi de la prise en charge dans cet établissement ou ce service d'une pathologie donnée. Elle repose sur l'hypothèse formulée par Kessner que *les procédures diagnostiques, thérapeutiques, les résultats et le suivi de certaines pathologies reflètent la qualité des soins du contexte où ces soins sont délivrés.* Les diagnostics qui se prêtent à ce type d'évaluation doivent remplir des conditions que nous verrons ; Kessner les a dénommés traceurs, à l'image des traceurs radioactifs qui permettent d'évaluer l'état de certains organes.

Critères de sélection d'un traceur

Pour remplir sa fonction un traceur doit satisfaire aux six critères suivants :

1) *Un traceur doit révéler les activités habituelles des équipes de soins concernées :* une pathologie rare, ou une pathologie qui n'est pas habituellement prise en charge dans le contexte en question ne pourra pas être utilisée comme traceur pour ce contexte là.
2) *Un traceur doit être une pathologie bien définie et facilement diagnostiquée :* dans la mesure où de telles entités pathologiques sont relativement rares en clinique, on peut choisir comme traceur des syndrômes biologiques, par exemple un hématocrite bas ou des chiffres tensionnels élevés.
3) *La prévalence du traceur doit être suffisamment élevée* pour permettre le recueil de données en nombre suffisant avec un effectif limité de malades et dans un laps de temps raisonnable.
4) *L'histoire naturelle de la maladie-traceur doit être sensible à la quantité et à la qualité des interventions médicales :* on ne prendra évidemment pas comme traceur une pathologie dont l'évolution n'est pas modifiée par les soins ou seulement très lentement.
5) *La prise en charge médicale du traceur doit être bien définie, connue, et faire l'objet d'un consensus* au moins dans l'un de ses aspects: prévention, diagnostic, traitement, ou rééducation. Il ne faut pas prendre comme traceur une pathologie dont la prise en charge soit controversée et/ou fasse l'objet de variations importantes.
6) *L'effet des facteurs non médicaux sur l'évolution du traceur doit être connu :* l'épidémiologie du traceur doit être bien comprise et la population à risque facilement identifiable.

Kessner et son équipe ont retenu les diagnostics suivants comme répondant aux critères ci-dessus et aptes à évaluer la qualité des soins dans un contexte de soins ambulatoires : otite moyenne avec atteinte de l'audition, troubles de la vue, anémie ferriprive, hypertension artérielle, infection urinaire et cancer du col. Dans le contexte hospitalier, la crise d'asthme chez l'adulte a été choisie comme traceur pour l'évaluation du fonctionnement du service d'urgence d'un CHU parisien [2].

Utilisation des traceurs

Si on classe les activités d'une organisation de soins en cinq catégories, à savoir : prévention, dépistage, investigation (anamnèse, histoire de la maladie, examen clinique, examens complémentaires), thérapeutique (médicaments prescrits, recours au spécialiste, éducation sanitaire, hospitalisation), suivi, l'ensemble des traceurs retenus doit couvrir chacune de ces catégories d'activité. Si par exemple, pour plusieurs cas de traceurs qui auraient nécessité un dépistage il n'y a pas eu de dépistage d'effectué, il existe un problème à évaluer de ce côté là. Donabedian a utilisé différents traceurs pour l'évaluation de la qualité des différentes étapes de la prise en charge dans les services d'urgence [3].

L'évaluation de la qualité des soins par des traceurs se fait de façon rétrospective par l'examen des dossiers médicaux, c'est pourquoi cette méthode présuppose l'existence de dossiers de bonne qualité. Toutefois, lorsqu'il n'y a pas de dossiers médicaux (comme c'est encore trop souvent le cas dans les services d'urgence) ou quand la qualité de ceux-ci est impropre à un recueil de données, certains procèdent de façon prospective en décidant d'évaluer la prise en charge des n prochaines crises d'asthme ou des *n* prochaines douleurs thoraciques ou abdominales qui se présenteront dans un service ou dans un hôpital donnés. Toutefois, dans les études prospectives, il faut toujours garder en mémoire que la conduite d'une évaluation modifie d'emblée les comportements de ceux qui en sont l'objet.

L'utilisation de la méthode des traceurs présuppose aussi l'existence de recommandations de pratique clinique concernant chaque traceur, théoriquement connues de tous ceux qui sont concernés. Comme nous l'avons vu, ces recommandations doivent être adaptées au contexte de soin dans lequel elles doivent être appliquées. Par exemple, elles ne doivent pas recommander l'utilisation de matériel sophistiqué là où il n'y en a pas. Elles doivent également autoriser les variations de la pratique exigées par les différents cas particuliers, c'est pourquoi la validité des traceurs comme instruments d'évaluation de la qualité des soins ne peut s'appliquer qu'à des séries de cas et non à des observations individuelles.

2. LE *HEALTH ACCOUNTING SYSTEM*

Le système du *Health Accounting*, mise au point par Williamson, cherche à mettre en évidence les relations qui existent entre les procédures et les résultats des soins suivant la méthode du cycle en six points que nous avons exposée au chap. V [4]. Il s'agit de rendre compte des résultats observés, lesquels lorsqu'ils ne correspondent pas aux résultats attendus, sont rapportés aux procédures effectuées, qui en sont rendues "comptables", et doivent être modifiées en conséquence.

Exposé de la méthode

La première étape consiste à sélectionner la pathologie dont on évaluera les résultats suivant la méthode de formulation des priorités que nous avons exposée au chap. II.4.

La deuxième étape consiste à estimer les résultats attendus pour la pathologie choisie. Ces résultats sont estimés en fonction du bénéfice attendu pour la santé que l'on peut explicitement rapporter aux interventions diagnostiques et thérapeutiques effectuées dans l'établissement. A partir de ces estimations, on peut prévoir le bénéfice potentiel sur la santé que l'on est en droit d'attendre du traitement, en fonction de quoi on établira les standards de référence pour le suivi du traitement. Parallèlement, les résultats effectifs du traitement sont recueillis sur les patients et comparés aux standards attendus. Si des disparités importantes sont constatées, on poursuit la méthode suivant la procédure connue.

La troisième étape consiste à identifier les aspects des procédures qu'il faut corriger pour améliorer les résultats.

La quatrième étape consiste à planifier et à mettre en oeuvre les corrections définies.

La cinquième étape consiste en une nouvelle évaluation des résultats effectifs des patients pour voir si les standards retenus sont à présent atteints. Dans le cas contraire, les étapes 3, 4 et 5 sont répétées jusqu'à l'obtention de résultats satisfaisants.

Un exemple de *Health Accounting* appliqué à l'évaluation du contrôle de l'hypertension artérielle

Cette méthode a été appliquée dans 23 consultations et hôpitaux américains et a concerné 57 problèmes pathologiques. Nous allons l'illustrer avec l'exemple de l'hypertension artérielle, dont la prise en charge a été évaluée à l'aide de cette méthode dans un hôpital universitaire et dans un HMO[1]. L'HTA constitue en effet un bon exemple pour une évaluation de ce type car d'une part il existe des thérapeutiques efficaces, d'autre part résultats et effets secondaires sont facilement identifiables et il est plus aisé que dans d'autres cas de les rapporter au traitement.

1 . *Health Maintenance Organization*. V. lexique.

Les patients traités pour HTA ont été suivis pendant un an en consultation dans un hôpital universitaire. Parmi les standards retenus, le taux de létalité de l'HTA ne devait pas dépasser 10 %. Le suivi des patients révéla un taux de létalité observé supérieur à 20 %. La troisième étape de la méthode mit en évidence un suivi insuffisant et une mauvaise compliance des patients aux traitements prescrits, facteurs qui sont accessibles à la correction et qui avaient déjà été mis en évidence par Brook dans l'étude classique citée p. 45.

Les mesures correctrices adoptées ont consisté en programmes éducatifs ciblés à destination des médecins des consultations de l'hôpital centrés sur les aspects comportementaux de la prise en charge des malades.

Le même programme fut mis en place dans 21 consultations d' un HMO. Un des standards choisis fut qu'il ne devrait pas y avoir plus de 5 % des patients suivis pour HTA dont les chiffres tensionnels ne soient pas satisfaisants. L'enquête révéla qu'il y en avait 36 %. La troisième étape de l'étude a consisté à examiner la manière dont les patients étaient pris en charge à l'aide de deux questionnaires dont l'un était destiné aux médecins et l'autre aux patients.

Les questions, peu nombreuses, étaient centrées sur les facteurs connus pour influer sur le traitement de l'hypertension essentielle, par exemple la connaissance qu'avaient les médecins de la compliance de leurs patients personnels et des patients en général aux traitements de l'hypertension artérielle ou l'information transmise aux patients sur leur maladie et ses traitements. 10 médecins sur 14 ne savaient pas que la compliance de leurs patients était mauvaise et leurs chiffres mal contrôlés, et 11 sur 14 ne mentionnaient pas l'information du patient quand on leur demandait de citer les éléments du traitement de l hypertension artérielle.

Les réponses des patients sont révélatrices : 23 sur 148 (15,5 %) ne savaient pas qu ils avaient une HTA ; 14 (9,4 %) ne savaient pas que la maladie dont ils étaient atteints comporte des risques ; 30 (20 %) ne connaissaient ni la présentation ni la posologie de leur antihypertenseur, 120 (81 %) n'étaient pas informés de ses possibles effets secondaires, et 137 (92,5 %) pensaient que les effets de l'HTA se manifesteraient par des symptômes, ignorant que sa manifestation initiale peut être un accident vasculaire cérébral ou même la mort. Tous ces facteurs de mauvaise compliance au traitement sont accessibles à l'éducation.

La quatrième étape de l'étude consista donc à mettre sur pieds un programme éducatif personnalisé par médecin et par malade en fonction des réponses de chacun au questionnaire. Les patients furent suivis d'abord une fois par semaine puis toutes les six semaines pour une consultation au cours de laquelle aussi bien leurs chiffres tensionnels que la compréhension qu'ils avaient de leur maladie étaient contrôlés. Cette consultation expérimentale était conduite par un investigateur non médecin, étudiant ou infirmier, spécifiquement affecté à cette tâche.

Au bout d'un an, l'étape de réévaluation des résultats démontra que la proportion de patients non stabilisés était passée de 36 % à 19 %, ce qui, bien que positif, restait très insuffisant par rapport au standard de 5% initialement fixé. Les patients non stabilisés furent donc réintroduits en phase 3 du cycle, où l'on distingua deux groupes : les patients qui avaient rempli le questionnaire et participé au programme éducatif, et ceux qui l'avaient refusé, se contentant de leurs visites de routine chez leur médecin. Au terme de ce nouveau cycle, dans le groupe qui n'avait consulté que son médecin, la proportion de chiffres non stabilisés était passée de 39 à 29 %. Dans le groupe ayant accepté l'expérimentation, et suivi par l'investigateur, la même proportion était passée de 34 à 13 %, c'est-à-dire que plus de deux fois autant de malades "expérimentaux" ont vu leur pression artérielle stabilisée, par rapport aux malades suivis en routine ($p = 0,05$).

Conclusion

Les auteurs prennent soin de souligner que cette étude n'établit pas de relation de cause à effet explicite entre procédures et résultats, mais son intérêt réside dans la démonstration qu'elle apporte de la grande valeur informative de ce type d'étude sur les modalités et les résultats réels de la pratique clinique de tous les jours, c'est-à-dire sur "la manière dont ça se passe vraiment", que généralement on ignore, ou à propos de laquelle les meilleurs esprits n'ont que des "sentiments" ou des "impressions". Elle démontre aussi qu'il existe des moyens d'améliorer les résultats de la pratique quotidienne, et que ces moyens relèvent davantage des sciences du comportement que de la sophistication des connaissances fondamentales.

3. L'AUDIT MÉDICAL DANS UN SERVICE OU L'AUTO-ÉVALUATION COLLECTIVE

Didier Mellière est un des premiers praticiens français à avoir intégré l'évaluation des soins dans la pratique courante de son service par l'application du cycle que nous avons décrit. Il a appelé son expérience l'auto-évaluation collective.

Le principe sur lequel repose cette expérience est que l'auto-évaluation conduit à l'auto-correction par l'auto-formation [6].

L'auto-évaluation collective dans un service évalue un problème de santé sélectionné en raison de son importance dans le service en question. On mesure alors l'écart entre les résultats obtenus et ceux qu'on est en droit d'attendre dans le service concerné compte tenu des meilleurs résultats publiés dans la littérature et des possibilités locales, suivant la méthode classique désormais bien connue.

Dans ce service de chirurgie vasculaire, des évaluations annuelles systématiques sont conduites dans le but d'analyser et de discuter les résultats immédiats et les suites (complications, infections, thromboses, etc.) des procédures effectuées dans le service qui comportent le plus de risques pour les patients, et de voir s'il n'y a pas moyen d'y apporter des améliorations et lesquelles. Cette discussion a lieu avec l'équipe entière, médicale et non médicale, et les résultats sont comparés avec les meilleures séries de la littérature.

Ces évaluations annuelles ont pour résultat d'augmenter la cohésion, la compétence et surtout la vigilance de l'équipe devant le problème discuté. Comme tout le processus de soin est passé en revue : diagnostic, bilan préopératoire, anesthésie, technique chirurgicale, monitoring post-opératoire etc., les points précis du processus qui peuvent bénéficier d'une amélioration sont identifiés, les mesures correctrices sont définies en commun, et les personnes qui doivent les appliquer désignées. Ces mesures peuvent être soit l'addition d'un nouvel équipement, soit la nécessité de tel personnel supplémentaire, soit une amélioration de la communication dans le service, ou une session de formation continue dans tel ou tel domaine.

Le résultat de cette méthode d'auto-évaluation collective est l'augmentation de la motivation et de la cohésion de toute l'équipe de soins. Chacun, pour ce qui le concerne, est ainsi activement impliqué dans la gestion médicale des malades et des soins, et la vigilance de l'équipe à l'égard des complications possibles est plus grande que dans un contexte de soins ou de telles évaluations ne sont pas systématiques. En outre, l'évaluation reste purement interne au service, et aucune notion de blâme ni de sanction n'y est attachée. Elle n'est pas punitive, elle est formatrice.

RÉFÉRENCES

[1] Kessner D.M., Kalk C.E., Singer J., "Assessing health quality: the case for tacers", *NEJM*, 1973;288: 189-94.

[2] Pourriat J.L., Den Duang P., Laborie J.M., Fournier J.L., Cupa M., "La crise d'asthme : traceur de qualité des soins dans un service d'urgences". *Réanimation - Soins intensifs - Médecine d'urgence,* 1989, 5:444.

[3] Rhee K.J., Donabedian A., Burney R.E., "Assessing the quality of care in a hospital emergency unit. A framework and its application". *QRB.* janv. 1987 4-16.

[4] Williamson J.W., Aronovitch S., Simonson L. et coll., "Health Accounting : an outcome-based system of Quality Assurance : illustrative application to hypertension", *Bull. N.Y. Acad. Med.* 1975,**51**:727-38.

[5] Brook R.H. et Appel F.A., "Quality of care assessment : choosing a method for peer-review", *NEJM* 1973, **288**:1323-9.

[6] Mellière D., "L'audit médical. Incidence sur les résultats médicaux, les coûts, la formation des médecins", *La Nlle. Presse Médicale.* 1980;**9**:339-42.

[7] Mellière D., "Collective self-evaluation in a surgical department", *QRB.* Nov. 1986:400-3.

Chapitre XV

La modification des comportements

L'objectif ultime de toute étude d'évaluation des soins est de modifier les comportements dans le sens recommandé par les conclusions de l'étude dans le but d'améliorer la qualité des soins. C'est dans ce changement que réside tout le sens de l'évaluation mais aussi toute sa difficulté. Toutefois si cette difficulté n'est pas surmontée, l'évaluation elle-même perd tout objet.

Comme l'évaluation de la qualité, la problématique du changement dans les grandes organisations nous vient de l'industrie. Les théories du changement ont donné lieu à une abondante littérature dans laquelle nous ne pouvons pas entrer ici mais qui s'applique à l'hôpital comme à toute organisation, certains diraient bureaucratie [1-8]. En France, Michel Crozier a consacré une oeuvre abondante aux mécanismes du changement au sein des administrations, de l'Etat et de la société. Ce dernier chapitre sera consacré à l'application aux résultats de l'évaluation médicale de quelques théories du changement.

1. LES STRATÉGIES DE CHANGMENT LE PLUS SOUVENT APPLIQUÉES EN PRATIQUE MÉDICALE

Lomas et Haynes ont examiné les différentes stratégies spécifiquement utilisées pour modifier les pratiques cliniques et faire passer les stratégies médicales dites officielles dans la pratique individuelle des cliniciens [9]. Nous en avons vu certaines à l'occasion de la rationalisation de la prescription des examens complémentaires (p. 164).

Lomas et Haynes classent ces stratégies en quatre catégories principales : centrées sur le patient, éducatives, administratives et économiques.

Les stratégies centrées sur le patient

Elles visent à faire participer celui-ci à la définition de ses propres soins : il s'agit notamment de campagnes d'éducation sanitaire ciblées sur l'hypertension, les vaccinations, le diabète, etc, impliquant la participation active de groupes de patients. Peu répandues, il semble que ces stratégies n'aient pas eu beaucoup d'impact, à l'exception d'une campagne d'information sur l'hystérectomie dans un canton suisse qui a considérablement fait diminuer le taux de cette intervention dans le canton concerné [10].

Les stratégies dites éducatives

Elles sont de natures diverses : elles vont de la FMC[1] classique aux conférences de consensus et autres recommandations de pratique clinique résultant en définitions de stratégies médicales dites officielles c'est-à-dire validées par un groupe supposé compétent. Ces stratégies sont diffusées à l'ensemble ou à des groupes ciblés de praticiens espérant influencer leurs pratiques. Sans grand succès lorsqu'on se contente de diffuser passivement des textes, les stratégies éducatives réussissent par contre à modifier les pratiques quand elles se situent sur le lieu d'exercice du praticien, et s'accompagnent d'un feedback à leur endroit sur le contenu de leurs propres pratiques. Pour avoir des résultats durables, les efforts d'éducation doivent être maintenus longtemps.

Les stratégies dites administratives

Les auteurs qualifient ainsi les stratégies internes qui visent à modifier les comportements des médecins d'une organisation de soins, hospitalière ou autre: modifications des feuilles de prescription, rappels et indications intégrés dans les dossiers ou dans les programmes informatiques, systèmes de révision collégiale des pratiques (*peer-review*) basés sur des critères implicites (jugement médical), ou explicites, etc. Un autre type de stratégies administratives sont les

1. Formation Médicale Continue.

dispositions requises par les Administrations nationales type FDA[1], JCAHO[2], qui sont appliquées parcequ'elles ont force de loi : par exemple, la mise en oeuvre de programmes d'évaluation de la qualité des soins (*quality assurance*)[3] dans toutes les organisations de soin est une condition pour obtenir l'accréditation de la Joint Commission.

Les stratégies économiques

Basées sur la réduction des ressources disponibles pour les activités de soin et/ou au transfert de leurs charges aux patients, elles reposent sur le postulat invérifié que ce sont les interventions inappropriées qui diminueraient au profit des procédures appropriées, rendant ainsi les soins plus efficients. Toutefois ceci n'est pas démontré, et les travaux menés sur les HMO[4] tendraient au contraire à prouver que lorsque les moyens sont limités, les activités médicales diminuent de façon indiscriminée, appropriées ou non.

2. LES CONDITIONS DU CHANGEMENT

Quelle que soit la stratégie utilisée, pour que la modification des comportements puisse avoir lieu, un certain nombre de conditions doivent être observées. Ces conditions résultent de l'application des théories du changement. Klazinga les a passées en revue [11]. Elles s'appliquent à chaque étape du cycle d'amélioration de la qualité des soins.

Accepter l'objectif général

L'objectif général d'une évaluation de la qualité des soins pouvant démontrer la nécessité de modifications du comportement doit être clair et partagé par les équipes de soins. L'amélioration de la qualité des soins doit être un objectif collectif de l'établissement. L'absence de tout soupçon d'arrière-pensées économiques ou politiques est une des conditions de cette acceptation.

---

1. FDA : *Food and Drug Administration* ; v. lexique.
2. JCAHO : *Joint Commission on the Accreditation of Health Care Organizations* ; v. lexique.
3. V. lexique.
4. HMO : *Health Maintenance Organizations*. V. lexique.

Choix du sujet d'évaluation

Le choix des membres du comité de sélection des thèmes d'évaluation est important : il peut s'agir du comité d'évaluation, mais il est également possible de sélectionner d'autres membres de l'établissement, de manière à ce que le comité d'évaluation ne puisse pas être soupçonné de servir ses propres intérêts. Tout comité de sélection doit être pluridisciplinaire et composé de représentants de toutes les catégories professionnelles (tous les "métiers" de l'hôpital). La crédibilité des membres de ces comités, et leur crédit aux yeux de leurs collègues est un élément essentiel du succès (rôle des leaders).

Le thème retenu doit représenter un véritable problème de pratique dont l'évaluation et la solution doivent être ressenties comme une nécessité par les praticiens. L'initiative doit venir du terrain et non d'en haut. Les changements dictés par le "haut" n'ont pas grande chance de réussir. On peut citer à cet égard l'exemple des associations de chirurgiens ARC, AURC et ACAPEM[1], qui choisissent leurs thèmes d'évaluation par referendum des participants. Le même système peut être appliqué à l'échelle d'un hôpital.

Définition des RPC, choix des critères et des standards

Ce que l'on sait des déterminants de la pratique ainsi que des expériences menées jusqu'ici tend à démontrer que c'est l'élaboration ou l'adaptation des recommandations par ceux-là même qui sont chargés de les appliquer et au sein même du contexte où elles doivent l'être qui a le plus de chances d'obtenir un résultat. Les équipes concernées doivent s'approprier les recommandations, critères et standards définis avec leur participation. Le choix d'experts locaux pour définir ou adapter lesdites recommandations quand elles sont nationales est un élément qui peut favoriser leur passage dans la pratique locale.

Réalisation de l'étude

Les problèmes pratiques de répartition des tâches, qui fait quoi, doivent être résolus. Si trop de problèmes pratiques (pas le temps,

---

1. ARC : Association de Recherche en Chirurgie ;
AURC : Association Universitaire de Recherche en Chirurgie ;
ACAPEM : Association des Chirurgiens de l'Assistance Publique pour l'Evolution Médicale (V. prof. J.M. Hay, Service de Chirurgie Viscérale, Hôpital Louis Mourier, Colombes).

matériel perdu, personnel absent) s'amoncellent face à la réalisation de l'étude, les meilleures volontés se décourageront. L'étude doit donc être soigneusement préparée par son coordinateur.

Les équipes doivent être informées qu'une évaluation a lieu. Elles doivent également l'être sur ses résultats et notamment sur ceux de la description de la pratique, et des changements qui sont recommandés. Il est indispensable que les équipes soient informées des résultats de leurs travaux, sous peine de se lasser rapidement d'un travail supplémentaire qui leur semblera stérile. *Un des apports essentiels des études d'évaluation des soins est d'apporter aux praticiens des éléments d'information dont ils ne se doutent pas sur la réalité de leur propre pratique.*

Les résistances au changement

Il faut s'attendre à des résistances au changement et les accepter. Au sein de toute organisation les sources de résistance au changement sont nombreuses. L'American College of Physicians a défini explicitement comme un des principes du Clinical Efficacy Assessment Project l'acceptation des modifications de la pratique quand elles sont argumentées (v. p. 88). Le Collège Royal des Radiologistes anglais, dans son travail sur la prescription de la radio de thorax préopératoire a procédé en trois étapes dont la première consistait à faire accepter par les prescripteurs l'idée qu'un changement de pratique pouvait être possible (v. p. 173) [12].

Dans toute organisation le maintien du statu-quo sécurise les personnes en place, l'inertie des habitudes favorise l'automatisme des comportements ; l'argument "je fais comme ça depuis toujours et ça marche, ..." demande pour être surmonté la démonstration patiente et argumentée que ça pourrait marcher encore mieux autrement, à preuve la description de la pratique qui vient d'être réalisée... etc.

L'utilité pratique du changement recommandé pour l'amélioration de la qualité des soins ou des conditions de travail doit être évidente pour les praticiens concernés [13]. La nécessité du changement ne doit pas rester une invocation abstraite et gratuite. On ne change pas pour le seul intérêt de changer, mais, en définitive, dans l'intérêt du patient. Citer des exemples de changements de comportements réussis dans un établissement prestigieux ou à l'étranger peut aider à vaincre les résistances ("d'autres l'ont fait").

Un fois acquis, le changement, pour être pérennisé, doit être intégré dans la culture de l'établissement, comme l'a souligné Ann Greer dans des travaux déjà cités à propos des déreminants de la pratique (v. p. 19). Pour cela il doit bénéficier d'une adhésion collective [14].

Ainsi, les résistances, les craintes et les oppositions de principe pourront être vaincues par la démonstration des faits.

RÉFÉRENCES

[1] Skinner B.F., The behaviour of organisms. New York, Appleton Century, 1938.

[2] Eisenberg J.M., *Doctor's decisions and the cost of medical care. The reasons for doctors practice patterns and ways to change them,* Health Administration Press Perspectives. Ann Arbor, Michigan 1986.

[3] Minzberg H., *The structure of organizations,* Englewood Cliffs, NJ, Prentice Hall, 1979.

[4] Deming W.E., *Hors de la crise,* Economica, Paris.

[5] Crosby P.B., *Quality is free,* New York, McGraw-Hill Co.

[6] Juran J.M., *Quality Control Handbook,* New-York, McGraw-Hill Co.

[7] Rogers E.M., *Diffusion of innovations,* The Free Press. Macmillan Publishing Co., 1983.

[8] Williamson J.W., Barr D.M., Fee E., et coll., *Teaching quality assurance and cost containment in health care. A faculty guide,* San Francisco, Josey-Bass, 1982.

[9] Lomas J., Haynes R.B., "A taxonomy and critical review of tested strategies for the application of clinical practice recommendations: from "official" to "individual" clinical policy", *Am. J. of Prev. Med.* 1988;4:77-97.

[10] Casabianca A., "Feedback on surgical prevalence to the professional and to the public: the case of hysterectomy", Présenté au 1er Congrès International sur les variations régionales de l'offre, de l'utilisation et des résultats des soins médicaux, Copenhague, 26-29 Nov. 1986 (cité par Lomas et Haynes [9]).

[11] Klazinga N., *Introducing change, the crucial step in a quality assurance study,* Concerted action programme on quality assurance in hospitals. COMAC/HSR-CBO, Package 6: PMT 92-06, Fév. 1992.

[12] Fowkes F.G.R., Roberts S., Mullender N., Petit M., "Introducing guidelines in clinical practice", *Effective Health Care,* 1984;**1**:313-22.

[13] Brodin M., Chantereau S., Mullender N., Petit M., "Les actions d'évaluation de la qualité des soins: problématique de leur mise en place", Médecin de l'Homme, 1980;**126**:12-16.

[14] Stocking B., "Promoting change in clinical practice", *Quality in health care,* 1992, **1**:56-60.

CONCLUSION

Tout au long de ce livre, on a tenté de démontrer que les techniques pour évaluer la qualité des soins hospitaliers existent et comment elles sont effectivement appliquées dans de nombreux contextes de soins et non des moindres.

On a tenté de démontrer que, bien que les pressions en faveur de l'évaluation proviennent surtout des tutelles et cela pour des raisons économiques, le degré de complexité aujourd'hui atteint par la médecine fait de l'évaluation médicale une exigence interne à la nature même de la pratique médicale. En effet, même si l'on se trouvait dans un monde idéal où il n'existerait aucun problème financier lié au fonctionnement du système de soin, l'évolution de la science médicale est telle qu'il est devenu nécessaire de faire de la pratique une science à part entière. Cette science se fonde sur l'épidémiologie clinique. Elle s'applique par l'évaluation médicale des soins.

Mais comme toute activité scientifique nouvelle, l'évaluation médicale a besoin de certaines conditions pour se développer. Dans la mise en place de ces conditions, chacun doit jouer son rôle : médecins et tutelles.

Les médecins doivent reconnaître que l'évaluation est devenue une activité médicale à part entière au service d'une qualité de soins meilleure et qui tienne peut-être un compte plus grand des préférences et du bien-être des malades, au détriment parfois de certaines prouesses scientifiques et techniques. Ils doivent reconnaître que l'évaluation médicale n'est pas "soft", mais qu'elle repose sur des bases scientifiques qui doivent être enseignées dès les études de médecine. L'évaluation ne doit pas relever seulement de la formation continue, mais aussi de la formation initiale, basée sur l'enseignement aux étudiants, on ne le répétera jamais assez, de l'épidémiologie clinique, science de la pratique médicale.

Enfin les médecins doivent accepter que tout ceci ne demeure pas un exercice intellectuel distrayant par sa nouveauté, mais doit trouver des applications concrètes en pratique quotidienne et des traductions en termes de comportements. Les sciences du comportement et les nouvelles théories du management industriel, insuffisamment utilisées dans la gestion médicale des hôpitaux et des unités de soins, devraient être en cela d'un apport considérable [1]. Encore faudrait-il qu'elles soient connues, aussi bien des directeurs d'hôpitaux que des responsables médicaux des services et des unités de soins.

Le rôle des Départements d'Information Médicale (DIM) dans la production et la gestion de l'information médicale sera fondamental dans les années à venir, mais ceux-ci ne doivent pas se substituer aux cliniciens pour faire l'évaluation : ils ne doivent en être que les assistants techniques.

Par ailleurs, la France manque d'une instance médicale incontestée dont l'autorité morale serait comparable à celle des Collèges Royaux de spécialistes anglais et qui pourrait énoncer des recommandations de pratique clinique qui ne seraient suspectes aux yeux de personne. Un tel rôle ne saurait être rempli par le payeur.

Mais les tutelles ont aussi leurs responsabilités. Les objectifs de la politique d'évaluation doivent être clairement formulés : l'ambiguité prévalente avec les objectifs économiques ne doit pas persister [2, 3]. A cet égard l'indépendance des institutions chargées du développement de l'évaluation médicale est la condition essentielle de leur crédibilité. Si les tutelles veulent voir développer l'évaluation médicale, elles doivent y affecter les moyens correspondants. La Grande Bretagne, qui n'a pas la réputation de financer son système de santé à fonds perdus, consacre une moyenne de 50 millions de livres par an (500 millions de francs) à la réalisation de son programme national d'audit médical depuis 1989.

Les hôpitaux français manquent cruellement d'information médicale, et les médecins eux-mêmes ne connaissent pas clairement leur propre pratique. L'infrastructure nécessaire à la production de cette information est probablement l'investissement le plus urgent dans ce domaine. Cet investissement ne concerne pas seulement les matériels, mais aussi les hommes. L'information moderne est une technologie, qui comme les autres (l'imagerie par exemple), nécessite des personnels pour son fonctionnement. Comme dans les autres technologies, ces personnels ne sont pas seulement médicaux. Si le manque d'infirmiers n'était pas aussi aigu dans le domaine des soins, on aimerait insister sur l'importance du rôle qu'ils pourraient jouer dans le recueil et le traitement de l'information, et dans la conduite des travaux d'évaluation dans les unités de soins, comme cela se pratique aux Etats-Unis et en Grande Bretagne.

L'évaluation dans son sens actuel n'est pas encore une activité familière aux médecins, et ils ont besoin d'être non seulement formés à ses techniques, mais également aidés pour les mettre en oeuvre. Les conférences, les séminaires qui durent deux jours, pour indispensables qu'ils soient, sont insuffisants. Jusqu'à ce que chaque hôpital possède un technicien de l'évaluation, il faut que les bonnes volontés puissent disposer d'une assistance personnalisée et continue, quelle que soit la forme qu'elle prenne: déplacements ou assistance téléphonique. Sans cela, les équipes se retrouvent seules, et se découragent.

Ce n'est que par l'affectation d'un minimum des moyens que nous venons de mentionner que l'évaluation deviendra possible dans les hôpitaux, car sa réalisation demande du temps, et à l'hôpital, face à toutes les tâches nouvelles que l'on demande aux médecins en plus de leurs missions essentielles qui sont le soin et l'enseignement, le temps est la denrée la plus rare.

Enfin, et c'est probablement ce qu'il y a de plus important, le statut de la pratique, en médecine, devrait être revalorisé par rapport à celui de la recherche. On progresse dans la carrière médicale parcequ'on publie des résultats de recherche, et pas parcequ'on soigne bien les malades. Il est d'ailleurs difficile de savoir qui, en pratique, est un "bon médecin", tellement les avis et les expériences divergent à cet égard, et si grande est l'absence de toute mesure de la qualité de la pratique, au point qu'on est obligé de mettre l'expression entre guillemets. Mais un "bon médecin" n'est probablement pas seulement celui qui fait une recherche remarquable. Il est sans doute devenu important pour tout le monde de savoir ce que c'est.

RÉFÉRENCES

[1] Berwick D.M., "Continuous improvement as an ideal in health care", *NEJM,* 1989;**320**:53-6.

[2] Amouretti M., Béraud D., Saint-Martin E., "Medical audit in France: from ideal to reality", BMJ, 1992;**304**:428-30.

[3] Giraud A., "Medical audit. A historical perspective", *BMJ,* 1992;**304**:426-28.

ANNEXES

ANNEXE I

Standards de la JCAHO pour le dossier médical. (Extraits)

"(...)

MR[1] 1.2. Objectifs du dossier médical :

MR1.2.1. Servir de support à la planification et à la continuité de la prise en charge médicale et du suivi de l'état de santé du patient ;

MR.1.2.2. Fournir les preuves documentaires du déroulement du diagnostic, du traitement et de l'évolution de l'état de santé du patient, au cours du séjour hospitalier, d'une consultation, d'une visite aux urgences ou d'une hospitalisation à domicile ;

MR.1.2.3. Documenter les contacts entre le médecin responsable du patient et tout autre professionnel qui contribue aux soins du même patient ;

MR.1.2.4. Contribuer à la protection légale du patient, de l'hôpital et du praticien responsable du patient, et

MR.1.2.5. Fournir des informations utiles à l'enseignement et à la recherche.

(...)

1. M.R. = Medical Record : dossier médical.

MR.2.2. Tout dossier d'hospitalisation contient au moins les informations suivantes :

MR.2.2.1. Données d'identification ; (...)

MR.2.2.2. Anamnèse du patient ; (...)

MR.2.2.2.5. L'anamnèse est complétée dans les 24 heures qui suivent l'admission du patient. (...)

MR.2.2.3. Compte-rendu de l'examen clinique (...)

MR.2.2.3.2. L'examen clinique est complété dans les 24 heures qui suivent l'admission du patient. (...).

MR2.2.4. Premières conclusions ou impressions retirées de l'anamnèse et de l'examen clinique.

MR2.2.5. Etablissement du plan d'action pour l'hospitalisation du patient.

MR2.2.5.1. Ce plan d'action est périodiquement révisé, en tant que nécessaire.

MR.2.2.6. Prescriptions diagnostiques et thérapeutiques. (...)

MR.2.2.6.3. Le corps médical définit verbalement tous types de prescriptions diagnostiques ou thérapeutiques qui puissent représenter un risque pour le patient ;

MR.2.2.6.3.1. Ces prescriptions sont confirmées dans les 24 heures par le médecin responsable du patient.

MR.2.2.7. Les consentements éclairés nécessaires du patient. (...)

MR.2.2.9. Les évolutions de l'état du patient telles qu'observées par le corps médical. (...).

MR2.2.10. Les compte-rendus des spécialistes consultants ;

MR 2.2.10.1. Chaque spécialiste consultant consigne son avis par écrit. Cet avis tient compte en tant que de besoin de l'état clinique du patient et des informations contenues dans son dossier. (...).

MR.2.2.12. Les compte-rendus des procédures, examens, et leurs résultats. (...)

MR.2.2.12.3. Les compte-rendus opératoires sont dictés ou consignés dans le dossier immédiatement après l'intervention et contiennent la description des constatations opératoires, des techniques utilisées, des pièces opératoires, le diagnostic post-opératoire et le nom du chirurgien et de ses assistants. (...)

MR2.2.15. Les conclusions du séjour à la fin de l'hospitalisation.

MR2.2.15.1. Ces conclusions contiennent le diagnostic provisoire ou la raison de l'admission, le diagnostic principal et les diagnostics additionnels ou associés, le résumé de l'observation, et, si c'est le cas, le rapport d'autopsie.

MR.2.2.15.2. Tous les diagnostics pertinents établis ainsi que toutes les procédures effectuées pendant le séjour doivent être consignés dans une terminologie appropriée qui indique l'étiologie et la topographie, comme indiqué.

MR.2.2.15.3. Le résumé d'observation récapitule de façon concise le motif de l'hospitalisation, les observations principales, les procédures effectuées et les traitements appliqués, l'état du patient à la sortie et tous conseils ou instructions donnés au patient et/ou à sa famille.

MR.2.2.15.3.1. Ces instructions comprennent l'activité physique, les médicaments, le régime alimentaire et les dispositions prises pour le suivi.

MR.2.2.15.4. L'état du patient à la sortie doit être formulé dans des termes qui permettent une comparaison mesurable avec son état à l'admission. Il faut éviter les termes vagues comme "amélioré".

(...)"

RÉFÉRENCE

Accreditation Manual, 1988. JCAHO,

ANNEXE II

Critères de sélection de technologies à évaluer en priorité

HEALTH CARE FINANCING AGENCY (HCFA)[1]. BUREAU DES PRISES EN CHARGE

1. Importance pour Medicare[2] ;
2. Dépenses potentielles ;
3. Diffusion ;
4. Degré de controverse autour de la technologie concernée ;
5. Les technologies sont réévaluées quand des informations nouvelles indiquent la nécessité de reconsidérer la prise en charge.

PROGRAMME TECHNOLOGIE ET SOINS. INSTITUT D'ANALYSE DES POLITIQUES DE SANTÉ. CENTRE MÉDICAL. UNIVERSITÉ DE GEORGETOWN (WASHINGTON)

1. Impact potentiel sur la santé des patients : sécurité et efficacité réelle ;

1. Voir lexique.
2. V. lexique.

2. Prévalence ;
3. Variations d'utilisation ;
4. Existence de solutions alternatives ;
5. Problèmes économiques ;
6. Problèmes éthiques et légaux ;
7. Niveau de la demande du public et/ou des professionnels pour la technologie concernée.

INSTITUT DE MÉDECINE. CONSEIL DE LA TECHNOLOGIE MÉDICALE

Technologies

1. Dépenses: investissement initial important, induction potentielle de dépenses importantes, part disproportionnée des dépenses de santé ;
2. Problèmes éthiques et/ou sociaux ;
3. Technologies nouvelles avec des implications importantes pour les dépenses (en plus ou en moins) et/ou la pratique médicale ;
4. Pratiques médicales connaissant des variations importantes suggérant l'incertitude, des connaissances inégales ou des attentes différentes ;
5. Pratiques médicales connaissant des variations géographiques ;
6. Pratiques médicales ayant connu des variations dans le temps ;
7. Pratiques médicales connaissant des variations suivant le cadre d'exercice.

Pathologies

1. Fréquence ;
2. Coûts (unitaire et/ou global) ;
3. Variations des modes de prise en charge médicale.

BUREAU DES APPLICATIONS MÉDICALES DE LA RECHERCHE (OMAR) DES INSTITUTS NATIONAUX DE SANTÉ (NIH)[1]

1. Le sujet concerné doit être médicalement important ;
2. Il doit être l'objet d'une controverse scientifique pouvant être résolue par le consensus, ou d'un décalage entre les connaissances et la pratique qu'une conférence de consensus pourrait contribuer à combler ;
3. Le sujet doit comporter une base scientifique suffisante qui permette de répondre aux questions préalablement posées ;
4. Le sujet doit pouvoir être éclairci sur des bases techniques et la solution ne doit pas reposer principalement sur les impressions ou les jugements de valeur des membres du jury ;
5. La conférence doit être programmée à un moment qui lui permette d'obtenir un impact significatif, c'est-à-dire ni trop tôt dans l'histoire naturelle d'une technologie, alors qu'on ne dispose pas données suffisantes, ni trop tard alors que la profession est parvenue d'elle-même à un consensus de fait.

Autre sujets souhaités :

- Importance de santé publique ;
- Importance en termes de coûts ;
- Importance pour la prévention ;
- Intérêt public.

COLLEGE DES MÉDECINS AMÉRICAINS (ACP). PROGRAMME D'EVALUATION DE L'EFFICACITÉ CLINIQUE (CEAP)[2]

1. Rapport d'intérêt pour les médecins internistes, même si ceux-ci ne sont pas directement chargés de son application ;
2. Utilisation potentielle importante ou large diffusion déjà existante ;
3. Bénéfices potentiels importants en cas de large utilisation ;
4. Risques potentiels en cas de large utilisation, notamment par rapport aux bénéfices.

---

1. Il s'agit du mode de sélection des thèmes des Conférences de Consensus (p. 85).
2. p. 88.

ASSOCIATION MÉDICALE AMÉRICAINE (AMA). EVALUATION DES TECHNOLOGIES DIAGNOSTIQUES ET THÉRAPEUTIQUES (DATTA)

1. Impact potentiel sur une population importante ;
2. Controverses au sein de la communauté médicale ;
3. Existence de données scientifiques sur lesquelles baser l'évaluation.

RÉFÉRENCE

Eddy D., "Selecting technologies for assessment", *Int.J. of Technology Assessment in Health Care.* 1989, 5: 485-501, p.500

ANNEXE III

Critères de l'*Appropriateness Evaluation Protocol*

A. PROCÉDURES MÉDICALES REQUISES

1. Procédure au bloc opératoire ce jour ;
2. Procédure au bloc opératoire prévue le jour suivant, consultation ou bilan préopératoire requis ;
3. Cathétérisme cardiaque ce jour ;
4. Angiographie ce jour ;
5. Biopsie organe interne ce jour ;
6. Thoracocentèse ou paracentèse ce jour ;
7. Procédure diagnostique invasive du système nerveux central ce jour (par ex. : ponction lombaire, ventriculaire, cisternale, pneumoencéphalographie) ;
8. Tout examen nécessitant un contrôle diététique strict pour la durée du régime ;
9. Traitement nouveau ou expérimental nécessitant de fréquents ajustements de posologie sous contrôle médical direct ;
10. Surveillance médicale stricte par un médecin au moins trois fois par jour (les visites devant être consignées dans le dossier) ;

11. Journée post-opératoire suivant toute procédure couverte en 1 ou en 3-7 ci-dessus.

B. SOINS VITAUX ET SOINS INFIRMIERS REQUIS

1. Assistance respiratoire — utilisation intermittente ou continue d'un respirateur et/ou thérapie inhalatoire au moins trois fois par jour ;
2. Perfusion intraveineuse intermittente ou continue de liquide supplémenté en électrolytes, protéines, médicaments ;
3. Surveillance des signes vitaux toutes les trente minutes au moins, pendant quatre heures au moins ;
4. Injections intramusculaires ou sous-cutanées au moins deux fois par jour ;
5. Bilan des entrées et des sorties ;
6. Plaie chirurgicale majeure avec drainage ;
7. Surveillance infirmière stricte au moins trois fois par jour, sous contrôle médical.

C. ETAT DUPATIENT

Dans les 24 heures précédant l'évaluation :

1. Absence de miction ou de défécation pendant plus de 24 heures non attribuable à une origine neurologique ;

Dans les 48 heures précédant l'évaluation :

2. Pertes sanguines nécessitant une transfusion ;
3. Fibrillation ventriculaire ou présence de signes électriques d'ischémie aiguë, notée dans le dossier ou dans le compte-rendu d'ECG ;
4. Température d'au moins 38° C par voie rectale (37,5°C par voie orale) si le patient a été admis pour des raisons autres que la fièvre ;
5. Coma aréactif pendant une heure au moins ;
6. Etat confusionnel aigu non attribuable au sevrage alcoolique ;

7. Désordre hématologique aigu, neutropénie, anémie, thrombocytopénie, leucocytose, érythrocytose significatives, ou thrombocytose symptomatique ;
8. Difficultés neurologiques aiguës progressives ;

Dans les 14 jours avant l'évaluation :

9. Survenue d'un infarctus du myocarde ou d'un accident vasculaire cérébral *nouveau* et *documenté.*

RÉFÉRENCE

Gertman P.M., Restuccia J.D., "The Appropriateness Evaluation Protocol: a technique for assessing unnecessary days of hospital care", *Med. Care* 1981, XIX:855-871

LECTURES RECOMMANDÉES

- **Livres**

Degoulet P., Fieschi M., "Traitement de l'information médicale", *Méthodes et applications hospitalières,* Masson, Paris, 1991.

Frutiger P., Fessler J.M., *La gestion hospitalière médicalisée,* ESF, Paris, 1991.

Grémy F., *Information médicale. Introduction à la méthodologie en médecine et en santé publique,* Flammarion Médecine-Sciences, Paris, 1987.

Grenier B., *Décision médicale,* Masson, Paris, 1990.

Jenicek M., Cléroux R., *Epidémiologie clinique. Clinimétrie,* Edisem, Maloine, Paris, 1985.

Jenicek M., *Méta-analyse en médecine. Evaluation et synthèse de l'information clinique et épidémiologie,* Edisem, Maloine, Paris, 1987.

Sous la direction de Launois R., Reignier F., *Décision thérapeutique et qualité de vie.* John Libbey Eurotext, Paris, 1982.

Sous la direction de Lebrun T., Sailly J.C., Amouretti, *L'évaluation en matière de santé. Des concepts à la pratique. Contributions à la journée d'études de la SOFESTEC,* 12 avril 1991. CRESSE. Lille.

Le Gall J.R., Loirat Ph., *Evaluation en réanimation,* Masson, Paris, 1990.

Vuori H., *Assurance de la qualité des prestations de santé. Concepts et méthodes,* OMS Santé Publique Europe n° 16, 1984.

Sous la direction de Weil C., Papiernik E., "Evaluation en santé et choix stratégiques", Editions ENSP, 1991.

- **Revues**

International Journal of Technology Assessment in Health Care. Cambridge University Press, The Edinburgh Building, Shaftesbury Road, Cambridge CB2 2RU, Grande Bretagne.

Quality in Health Care. BMA House, Tavistock Square, London WC1H 9JR, Grande Bretagne.

Quality Assurance in Health Care. Pergamon Press, Headington Hill Hall, Oxford OX3 OBW, Grande-Bretagne.

Quality Review Bulletin (QRB). Joint Commission on the Accreditation of Health Care Organizations, One Renaissance Boulebvard, Oakbrook Terrace, IL 60181, Etats-Unis.

Medical Decision Making. Hanley and Belfus, Inc., 210 South 13th. Street, Philadelphia, PA 191007, Etats-Unis.

Medical Care, 12107 Insurance Way, Hagerstown, MD 21740, Etats-Unis.

- **Adresses utiles**

Société française d'Evaluation des Soins et des Technologies (SOFESTEC). GRESGE, 1, rue Norbert Segard, Boîte Postale 109, 59106 Lille Cedex, Tel. 20.57.11.77.

Agence Nationale pour le Développement de l'Evaluation médicale. 5 bis, rue Pérignon, 75015 Paris. Tel. 1.44.38.50.00.

CBO. Boîte Postale 20064, 3502 LB Utrecht, Hollande. Tel. 19.31.30.960647.

OMS. Bureau Régional de l'Europe. Département de la Qualité des Soins et des Technologies. 8, Scherfigsvej, DK 2100 Copenhague, Danemark. Tel. 19.45.39.171717.

Joint Commission on the Accreditation of Health Care Organizations (JCAHO). V. QRB ci-dessus.

LEXIQUE

ANDEM : Agence Nationale pour le Développement de l'Evaluation Médicale, créée en 1989.

Classification ASA : Classification des malades chirurgicaux établie par l'American Society of Anes-thesiology en fonction de leur état général avant l'intervention.

ASA 1 : absence d'une affection autre que celle nécessitant l'acte chirurgical. Pas de perturbation d'une grande fonction.

ASA 2 : perturbation modérée d'une grande fonction en relation avec l'affection chirurgicale ou une autre affection.

ASA 3 : Perturbation sévère d'une grande fonction en relation avec l'affection chirurgicale ou une autre affection.

ASA 4 : atteinte d'une grande fonction faisant courir un risque vital imminent.

ASA 5 : patient moribond.

Case-mix : expression américaine désignant les différentes pathologies présentes dans un établissement hospitalier à un moment donné. Littéralement: mélange (*mix*) de cas (*case*).

CBO : aux Pays-Bas, organisation indépendante fondée en 1979 par les associations professionnelles des médecins spécialistes et des directeurs d'hôpitaux pour promouvoir et soutenir les activités d'évaluation médicale dans les hôpitaux. Le CBO est une organisation professionnelle. Il gère le programme de Conférences de Consensus en Hollande. Centre collaboratif de l'OMS, il constitue la référence européenne en matière d'évaluation médicale.

DRG : aux Etats-Unis, sigle de l'expression *diagnosis-related groups*, désignant un regroupement de diagnostics relevant soit du même appareil, soit du même type de maladies, et réputés homogènes quant'aux ressources nécessaires à leur diagnostic et à leur traitement dans un établissement hospitalier de court séjour.

En France : groupes homogènes de malades, ou GHM. Les GHM, inspirés des DRG, forment la base du PMSI.

FDA : *Food and Drug Administration*. Aux Etats-Unis, agence fédérale ayant pour mission de protéger le public des possibles effets nuisibles de nombreux produits industriels dont les médicaments et autres technologies utilisées dans le domaine de la santé, et d'assurer l'efficacité des mêmes produits. L'autorisation de la FDA est indispensable à la mise sur le marché de ces produits. Ses procédures sont connues pour leur sévérité.

HCFA : Health Care Financing Administration. Aux Etats-Unis, agence fédérale chargée de gérer les programmes d'assurance santé publics dont les principaux sont Medicare et Medicaid. Sorte de caisse d'assurance maladie.

HMO : Health Maintenance Organization. Aux Etats-Unis, organisations de soins intégrés, encore appelées *plans,* auxquelles on adhère en payant une prime annuelle, et qui pour le montant de cette prime, doivent fournir à leurs adhérents les soins dont ils ont besoin au cours de l'année. Les incitations financières des HMO sont donc opposées à la surconsommation. Forme d'assurance, les HMO sont en expansion.

JCAHO : Joint Commission on the Accreditation of Health Care Organizations. Aux Etats-Unis, commission composée des représentants des médecins, chirurgiens et hôpitaux américains, créée en 1951, historiquement à l'origine du système d'accréditation américain. D'origine professionnelle et privée, la JCAH exige notamment des hôpitaux un programme actif d'évaluation de la qualité des soins pour obtenir l'accréditation. Cette dernière n'est pas légalement obligatoire, mais est requise par le gouvernement pour le remboursement des malades assurés par les programmes d'assurance maladie publics (*Medicare* et *Medicaid*). Anciennement *Joint Commission on the Accreditation of Hospitals, JCAH.*

Medicare : aux Etats-Unis, programme public d'assurance maladie réservé aux personnes âgées de 65 ans et plus. Avec *Medicaid,* programme équivalent réservé aux personnes qui vivent en dessous du seuil de pauvreté, ce sont les seuls programmes d'assurance maladie publique aux Etats-Unis.

NIH : National Institutes of Health. Equivalent américain de l'INSERM, les NIH financent et gèrent les deux-tiers de la recherche médicale aux Etats-Unis. Ils gèrent également le programme de Conférences de Consensus.

PMSI : Projet de médicalisation du système d'information, v.p. 98.

PRO : Professional Review Organizations. Aux Etats-Unis, organisations professionnelles locales chargées d'évaluer l'utilisation des ressources médicales (v. *Utilization review* ci-dessous). Les PRO ont succédé en 1981 aux *PSRO: Professional Standard Review Organi-*

zations, chargés de la même tâche.

Quality Assessment: : expression utilisée aux Etats-Unis et désignant l'action d'évaluer l'état réel de la qualité des soins délivrés dans un établissement. Cette action correspond à la description de la pratique réelle (v.p. 97).

Quality Assurance (QA) : expression utilisée aux Etats-Unis désignant l'action d'améliorer la qualité des soins en définissant et en appliquant des actions correctrices.

Quality Control : expression utilisée aux Etats-Unis désignant l'action de vérifier que les actions correctrices entreprises ont bien eu l'effet anticipé. Dans le cycle de l'amélioration de la qualité des soins, il s'agit de la phase de réévaluation, dernière phase du cycle.

TSAP : Tableaux statistiques d'activité des praticiens. Institués par la première Convention nationale entre les praticiens de ville et la Caisse Nationale d'Assurance Maladie, tableaux statistiques codés faisant apparaître le nombre et la nature des actes réalisés par chaque praticien ainsi que le coût du remboursement de leurs prescriptions. Ces tableaux, couverts par le secret professionnel, sont adressés au moins deux fois par an à chaque praticien, dont l'activité est ainsi comparée par la Caisse à l'activité moyenne. En cas d'"abus", les praticiens reçoivent des avertissements et peuvent être déconventionnés s'ils n'en tiennent pas compte. Toutefois, les déconventionnements sont restés fort rares.

Utilization Review (UR) : expression utilisée aux Etats-Unis désignant l'action d'examiner l'utilisation des ressources dépensées pour le traitement des malades; elle peut être rapprochée de l'évaluation économique des soins.

Sigles des principales revues citées :

BMJ : British Medical Journal
NEJM : New England Journal of Medicine
JAMA : Journal of the American Medical Association
QRB : Quality Review Bulletin.

Composé par Economica, 49, rue Héricart, 75015 PARIS
Imprimé en France. – JOUVE, 18, rue Saint-Denis, 75001 PARIS
N° 205569H. Dépôt légal : Octobre 1992